谨以此书

献给我的妻子和女儿

以及从死亡营地回来的所有人

奥斯维辛集中营

一位犹太法医的真实记述

（匈）米克洛斯·尼兹利◎著　高芳◎译

沈阳出版发行集团

沈阳出版社

图书在版编目（CIP）数据

奥斯维辛集中营：一位犹太法医的真实记述 /（匈）米克洛斯·尼兹利著；高芳译 . -- 沈阳：沈阳出版社，2021.5

ISBN 978-7-5716-1841-4

Ⅰ . ①奥… Ⅱ . ①米… ②高… Ⅲ . ①第二次世界大战—犹太人—集中营—史料 Ⅳ . ① K152

中国版本图书馆 CIP 数据核字（2021）第 102994 号

出版发行：沈阳出版发行集团 | 沈阳出版社
（地址：沈阳市沈河区南翰林路10号 邮编：110011）
网　　址：http://www.sycbs.com
印　　刷：北京市兆成印刷有限责任公司
幅面尺寸：165mm × 225mm
印　　张：13.5
字　　数：206千字
出版时间：2022年5月第1版
印刷时间：2022年5月第1次印刷
责任编辑：周武广　张　畅　范莹莹
封面设计：胡椒书衣
责任校对：王志茹
责任监印：杨　旭

书　　号：ISBN 978-7-5716-1841-4
定　　价：58.00元

联系电话：024-62564985　024-24112447
E - mail：sy24112447@163.com

本书若有印装质量问题，影响阅读，请与出版社联系调换。

　　1933 年，希特勒被任命为德国总理，而这意味着德国政权被纳粹掌握了。一场针对犹太人的大规模迫害运动自此展开。1939 年 9 月，第二次世界大战在欧洲战场正式拉开序幕，纳粹对犹太人的迫害也进入一个新阶段，其残酷程度令人发指。针对犹太人的大屠杀是纳粹在第二次世界大战中所进行的种族清洗运动，亦是第二次世界大战中最臭名昭著的暴行之一。在这场种族清洗运动中，纳粹屠杀了约 600 万犹太人。

　　第二次世界大战期间，纳粹在德国及被占领的欧洲国家建立了众多的集中营，也称"死亡营"。营内一般设有毒气室、焚尸场，以及进行人体试验的解剖室等，先后有数百万人死于集中营，而这是人类历史上最黑暗的篇章。纳粹修建了许多集中营，其中最主要的有奥斯维辛集中营、达豪集中营、萨克森豪森集中营以及布痕瓦尔德集中营。

1945 年 4 月，苏联红军攻入柏林，希特勒自杀。5 月 8 日，德国政府投降，纳粹德国宣告灭亡。

米克洛斯·尼兹利（Miklos Nyiszli）是一名犹太医生，1901 年 6 月 17 日出生于匈牙利特兰西瓦尼亚的一个名叫萨姆列欧的小镇。小镇上的大部分居民是罗马尼亚人或匈牙利人，也有一小群犹太人在此定居，其中就包括尼兹利一家。1920 年，尼兹利赴科洛日瓦（今罗马尼亚的克卢日—纳波卡）的匈牙利大学城学习医学，随后又前往德国北部的基尔继续求学；1927 年，尼兹利进入西里西亚的布雷斯劳大学，并于 1930 年毕业，之后他回到家乡瑙吉沃劳德镇（现名奥拉迪亚），开启了全科医师的职业生涯。在这之前，他的博士课题及论文方向一直是法医病理学，主要是从自杀身亡者的遗体上寻找死因及相关证据。在接下来的几年时间里，他运用这项技能为警察和法院做了大量尸检，成为当地远近闻名的法医病理学家。他经常受邀前往罗马尼亚的很多地方工作，协助调查那些不同寻常或颇有争议的死亡案件，从中他积累了宝贵的实践经验。他曾长期在德国学习，因此精通德语，而且十分了解德国的文化、政治制度和人文理念。事实证明，这些经历让他能够无障碍地与德国纳粹沟通，为他在集中营艰难求生提供了很大的帮助。1944 年 3 月，德国军队占领了匈牙利，同年 4 月，尼兹利一家和其他犹太人一样，被押离生活的城市奥拉迪亚，运往奥斯维辛。

被带到奥斯维辛集中营后，尼兹利因为出色的病理学知识和解剖技能通过了最初的"筛选"，并受到了门格勒博士（Dr. Mengele）的"赏识"，成为"活死人特遣队"的一员，以配合进行诸多荒谬、没有科学理论支撑，甚至惨无人道的研究。

1945 年 1 月 27 日，苏联红军解放了奥斯维辛集中营，而尼兹利是唯一活着走出奥斯维辛集中营的特遣队员。《奥斯维辛集中营：一位犹太法医的真实记述》是尼兹利撰写的回忆录，出版于 1946 年。这本书的出版，向世人再现了集中营的各个历史阶段，例如犹太人像货物一样从欧洲各地被运到集中营等待"筛选"，又如 1944—1945 年畸形的系统性灭绝行动，再如 1945 年冬标志纳粹走向灭亡的大迁徙。这本书以特遣队员的特殊视角向我们展示了发生在那个"人间炼狱"里的残酷杀戮，并详细描述了纳粹所使用的各种惨无人道的杀人手法，包括毒气、活体实验、从人体颈部射入子弹、火葬柴堆、磷弹、火焰喷射和氯仿注射等。

尼兹利是奥斯维辛集中营的亲历者，他的回忆录是人们了解这段历史的重要史料，也是证明二战战犯罪行的必要依据。因此，二战结束之初，这本书一经出版，便在社会，尤其是评论界掀起了轩然大波。评论家们对这本书所涉及的内容，以及尼兹利在这当中所扮演的角色各抒己见，其中具有代表性的是布鲁诺·贝特尔海姆。布鲁诺·贝特尔海姆于 1903 年出生在奥地利，也是一位犹太人，也亲身经历过纳粹主义的恐怖。在被驱逐到集中营之前，布鲁诺·贝特尔海姆曾在维也纳学习哲学和艺术史。或许是受哲学、艺术的熏陶，他始终认为生命是一种崇高的神圣不可侵犯的存在。然而，这样的观点在集中营里遭到了残忍的践踏。贝特尔海姆于 1938 年 5 月被盖世太保抓捕，押送至达豪集中营。一路上，他遭到党卫军的毒打和折磨，好在还是活了下来。

同年9月，他被送到布痕瓦尔德集中营。根据其后来撰写的回忆录可知，他在那里遭受更加粗暴的虐待。他只能把自己与那个置身其间的恐怖世界分离开来，假装一切只是一场噩梦。事实上，在记录集中营的经历时，他使用了第三人称来代替自己。他为1960年版的尼兹利回忆录撰写了序言。在文章中，他对奥斯维辛集中营里的囚犯的态度提出了质疑，认为他们麻木、冷漠，明知道最终难逃一死却仍然散作一团，不团结、不反抗。对此，我们也不难理解：那或许是一种想要极力抹去残酷经历、改变伤痛的本能反应。换句话说，贝特尔海姆的反应更多是为了驱除自己的心魔。事实上，尼兹利从未像贝特尔海姆所说的那样自愿帮助门格勒，他没有选择。他并没有参与门格勒那些惨绝人寰的实验，只是负责处理实验结果。此外，在将人种学、生物学和人类学研究所描述成"第三帝国最具资质的医学中心"时，尼兹利也并未像贝特尔海姆说的那样是在"愚弄自己"。相反，他只是在表达一种能够被广泛接受的、国际通行的与科学合法性有关的观点。

在对比了同样讲述二战历史的作品《安妮日记》之后，贝特尔海姆表示不认可尼兹利回忆录中的人物及尼兹利本人的价值观，并指责尼兹利是"参与者和党卫军罪行的同谋"，并又一次强调了反抗。然而，贝特尔海姆对这两本书的看法都是错误的。安妮的父亲奥托·弗兰克带着全家前往中立国荷兰，为的就是逃离德国对犹太人的迫害，但事态发展难以预料，德国随后就入侵了荷兰。即便时光可以倒流，让他放弃保护家人，放弃活下去的希望，采取自杀式的反抗行为，也是愚蠢可笑的。

在对尼兹利、安妮·弗兰克以及集中营中的犹太人下了定论之后，贝特尔海姆就将其结论视为对当下及未来几代犹太人的警言，告诫他们在面对歧视时要奋起抵抗。这当然是片面的，在经历了如此这般的伤害之后，谁还愿意看到这样的事情再次发生呢？

同为一名评论家，亚历山大·多纳特也曾被关押在马伊达内克的集中营和灭绝营，但他不苟同贝特尔海姆的说法。他曾参加了策划华沙犹太人区起义的犹太人军事组织。那个组织上上下下只有六把左轮手枪，而这还是波兰的地下组织用 6 个月时间收集起来的。

贝特尔海姆怎能轻易苛责奥托·弗兰克没有搞一把手枪呢？他已经逃离了集中营，在美国开始了新生活。他怎么敢对那些享受不到奢侈生活的人进行道德审判呢？贝特尔海姆不相信任何偶发事件；那些没能逃出来的人是因为他们遭遇了一系列不幸，他们的失败并不是因为他们不想逃跑。

我们选择尊重这本书的作者，因此不再多做评价。只要认真阅读本书，你定能找到心中的答案。对于这场发生在 20 世纪的大屠杀，对于那段至暗的历史时期，掬书在手的我们很难感同身受；对于奥斯维辛集中营的犯人所做的选择，生于后世的我们也无权指摘，毕竟死亡本身与人类的进化无关，毕竟这不是一本关乎崇高思想的文学作品，它不过是记录了真实而已。什么是真实？答案是：在那样的环境中，有人会害怕，有人会逃跑，有人会放弃，有人会麻木……尼兹利向我们述说了真实，而我们又何必去指摘那一幕幕真实的描写呢？该如何看待那些经历过惨无人道的大屠杀的犹太人，答案在每个人的心里。

我们必须有自己的判断：尼兹利是一个作恶而不自知的人，还是一个怯懦而不抵抗的人？或者，他是在追随犹太人历史学家西蒙·杜布诺夫的教导？ 1941 年，杜布诺夫在里加被执行死刑。临死之前，他向犹太同胞们说道："人们，不要忘记，要大声说出来，把一切都记录下来。"

　　尽管这场骇人听闻的大屠杀已经过去了半个多世纪，但《奥斯维辛集中营：一位犹太法医的真实记述》这本书却执拗地拨动着我们的神经，向我们描述了犹太人在奥斯维辛集中营所遭受的种种磨难，向我们展现了一幕幕恐怖与血腥的场面。书中所描述的故事令人发指，值得铭记。奥斯维辛，不仅是欧洲犹太人忘不掉的痛苦，更是全人类需铭记的教训。和平，需要我们共同守护。曾经发生过的苦难警示着我们：历史可以原谅，但不能被遗忘！

前　言

　　我是米克洛斯·尼兹利，一名医学博士，曾经亦是德国集中营的犯人之一。我在此声明，这本书里全部的内容都是真实的，没有丝毫作假的成分。在这本书里，我提及了一段人类历史上最为黑暗的日子。在那段时间里，我迫于无奈见证且进行了奥斯维辛的杀戮任务，成百上千的孩子和大人在那片土地上被杀害并惨遭焚尸。

　　我曾经是奥斯维辛集中营的主治医师之一，拟写了很多本有关人体解剖和医学研究的卷宗，还在上面签下了我相对应的编号。在经过我的上级门格勒博士签字之后，那些资料被寄往柏林－达勒姆人种和生物研究所，那个地方也被认为是第三帝国最有资质的医学研究中心。现如今，仍然能在这个中心的档案中看到这些资料。

　　我在撰写此书时，并未过分地强调文学欣赏性。当我经历着那段恐惧到令人无法思考他物的时光，我并不是一个作家，而是一个医生。

现在我打算记录下这些内容，亦是以一个医生的身份，而不是作为一个记者。

米克洛斯·尼兹利

目　录

01　目的地奥斯维辛

1944 年 5 月，我们被装在拉牲口的闷罐车里押送至纳粹集中营。每节车厢里塞进了 90 个人，车厢安装了牢固的锁，车上便桶中的排泄物因为太多而不断往外流，排泄物的恶臭充溢在整个闷罐车里，令人难以正常呼吸。

这支车队运送着被驱逐的犹太人，40 辆外形一致的闷罐车花了整整 4 天，不分日夜地向前行进着。车队分别经过了斯洛伐克、中央政府的管辖地区，之后便是我们不得而知的集中营。我们这些人仅仅是第一批几百万被判处死刑的匈牙利犹太人的一小部分。

当车队途经塔特拉（Tatra）后，还经过了卢布林（Lublin）和克拉科夫（Krakau）这两个地方。这两个地方在战时被作为重组营，更为确切地说就是灭绝营。所有反对纳粹的欧洲人被集中在这两个城市，按照人种进行分类，最终被一一杀戮。

驶离克拉科夫约一小时后，列车停在了一个重要的地方，我看到了几个用哥特体写着的字母，拼写出的单词是"奥斯维辛"（Auschwitz），这个词我们从未听过，但是这个时候我的心中隐隐觉得有什么事情要发生了。

我透过车子的缝隙，看到车队做了一些调整。原本跟着我们的纳粹党卫军被别的人替换，随车的工作人员也消失于军队之中。我从别人零碎的交流中发现了一些迹象：很快我们就会抵达这支车队的行军目的地。

车子随即又开始前进。过了20分钟，车头发出了一声细长刺耳的汽笛声，我们这支车队便慢慢停了下来。

我透过车上的缝隙往外看，那是一片像沙漠般的地方，好像西里西亚东部那种淡黄色的土地，稀稀疏疏地立着几棵树。由混凝土制成的电线杆并列矗立着，一直延伸到远方，电线杆之间紧紧缠绕着带刺的铁丝网，铁丝网的上方还明显标注着"高压勿近"。由铁丝网和一根根电线杆围起了一个个宽阔的正方形广场，每一个区域都搭建着绿色的营房，它们依次排列在广场上。广场中央设置了长长的且规矩整齐的道路，这些整齐的道路和遍布在广场上的营房看不到边际，超出了视线范围。

犯人在营地里走来走去，衣衫褴褛，穿着用粗麻布制成的条纹式的囚衣。有些人在挥动着铁锹和镐头，有些则在搬运沉重的木板。在较远的角落，还有些人正在把粗壮厚重的树干往卡车上抬。

铁丝网每隔30到40米，就矗立着一个高耸的瞭望塔，每一个塔上都有一个党卫军士兵在监视，还有一挺固定在三脚架上的机枪。士兵在机枪旁边站着，好像随时准备向某个目标发射子弹。这便是那时的奥斯维辛集中营，用日耳曼人的话来讲，是"KZ"（全称为"Katzet"）——你们也知道，他们总是喜欢用简称来命名事物。起初见到的画面并不能让人心生振奋，但是需要承认的是，比起恐惧，那时更多的是好奇。

我观察了一些和我一起进来的犯人，我们这个组一共有6个药剂师、26个医生、6个年轻的女士，有我的父母亲、孩子和亲戚，还有一些老人。有些人坐在行李上面，有些人坐在车子的隔板上，大家没有任何表情，意志消沉，脸上透着一种不祥的预兆，抵达一个未知地方的新鲜感并不能消除他们内心的担忧。有几个小孩睡着了，有些小孩醒着，拼命地吃着我们剩下的食物，其他小孩没有东西可吃，只能用舌头舔一舔已经干燥开裂的嘴唇。

车厢外响起了嘎吱嘎吱的沉重脚步声，无趣的等待被一声高亢的命令打破。外面有人打开了紧锁着的车门，随着车门逐渐拉开，我们清楚地听到了卫兵对我们的命令声。

"全部给我下车！每个人只准带上随身的行李，大件行李不能带，必须留在车内！"

我们从车里跳了下来，随即又转身将我们的妻子儿女抱下车，因为车厢和地面的距离太高了，大约有1.4米。卫兵让我们依次站在轨道的旁边。我们面前站着的是一个年轻的党卫军官，身着一套精致合身的制服，翻领上面点缀着一枚金色的玫瑰花形徽章，脚上的靴子擦得锃光明亮。尽管我不太熟悉纳粹的各种军衔级别，但是据我目测，他应该是一个医生。之后我得知他不但是集中营党卫军的领导者，还是奥斯维辛集中营的"主任医师"，名叫门格勒，是一个博士。他前来筛选适合集中营的医生，等待每一趟装载犯人的列车。

接下来的一段时间，我们才真真正正地理解"筛选"的真实含义。经过下面的阶段，有些人幸免于难，但有些人就没那样幸运了。

党卫军一开始先按照性别快速地将我们分为两组，只有 14 岁以下的孩子跟随在他们妈妈的身边。我们开始心生恐惧，但是那些卫兵像是父亲般和蔼可亲地安慰我们，试图消解我们的担忧："不用担心，他们就是按照常规去洗个澡消一下毒，之后会回来和你们会合的。"

当卫兵将我们分成不同的组别时，我便找准机会向四下里观察了一下。在黄昏夕阳的笼罩下，我看到的画面不同于我透过车上缝隙看到的，而是更加诡异且危险。我被一个东西吸引住了目光，那是一个巨大的方形烟囱，上细下粗，用红砖砌成。它立在一栋两层建筑物上方，好像一个奇怪的工厂烟囱。其顶部的四个角上面都安装着避雷针，我被避雷针中间冒出的巨大火焰吓了一跳。我内心想着，这样的火焰恐怕只有地狱才有吧。忽然，我回过神，发现自己在德国境内，这个地方到处都是焚尸场。我在这个国家居住了 10 年之久，在医学上的钻研从学士不断晋升至博士。我很清楚，即使是德国最小的城市，也设有焚尸场。

因此，这个"工厂"应该就是焚尸场。没过多久，我看到了第二座装有烟囱的建筑物，随即我又在灌木丛的后面看到了第三座。就在这时，伴随着微弱的风，我闻到了一股烟味。那一刻，我的鼻子和喉咙里充斥了令人作呕的气味，我很清楚那是烤焦毛发、焚烧生肉而散发出的味道。在有很多事还需要深入思考时，第二轮的"筛选"立刻又开始了。我们排成一队，男性、女性、小孩、老人按照顺序分别通过筛选组。

筛选的医生门格勒博士比了一个手势，我们被分成两组，各自列队。左边一列为病人、老人、残疾人，以及带着14岁以下孩子的女性；右边一列是身体健壮的男性，因为他们有力气可以干活。我见到我的妻子和14岁的女儿排在右边一列的末尾，我们不可以和对方说话，只能借助简单的手势交流。

一辆印有红十字会标识的"救护车"装上了身体不太健康、年老以及有疯癫症的人。我所在的队伍之中一些年纪大的医生向他们询问是否也可以上那辆车时，并没有人回应他们。当那辆"救护车"离开后，左边一列在卫兵的指示之下分成五列，从侧面离开。过了几分钟，我们无法再看到他们的踪迹，他们就这样消失在茂密的灌木丛中。

右边一列还停留着。门格勒博士让医生都站出来，一支新的队伍就这样形成了，应当有50人左右。他再次询问是否有在德国大学学习过、充分了解病理学知识的人和精通法医学的人，他让这些人再次往前站出来。

"请认真思考一下，"他又说道，"你们一定要真正能做事情和完成任务，如果你们胡说的话……"他威胁的口气和姿态令我们不敢多想。我瞥了一眼旁边的人，他们像是吓蒙了。这有什么大不了的！

我早已在内心做出了决定。

我在所有人面前举荐自己，向前走了一步。门格勒博士询问了我的身高、曾经就读的学校、我曾经的病理学导师、我学习法医学知识的途径、我实际工作的时间等一系列问题。我能看出他比较满意我的情况，随即他便指定我出列，并让别的人回到了原本的队伍之中。现如今，我一定要说明一下当时我并不清楚的情况，就是刚刚我所提及的左边的队伍和"救护车"在之后的几分钟驶入了焚尸场，所有人无一幸免。

02　编号 A8450

　　我和其他人分开以后独自待了一阵子，回想起自己在德国奇妙且曲折的生活，曾经生活在这片土地上是那么的开心，可谓是我生命中最快乐的时光。

　　虽然现在天空依旧如原来那样月明星稀，阵阵微风拂过，让人精神焕发，但是鼻腔里不时便能闻到焚尸场飘来的尸体烧焦的味道。如果没有这样的恶臭味该多美好！

　　由混凝土建造成的电线塔的顶部，有几百盏探照灯在工作，射出了一条条刺眼的光束，好像密布织成了一张网。在这张网的背后，我忽然觉得空气逐渐凝重起来，似乎集中营被厚厚的面纱包裹了起来，在这张光"面纱"的照耀下，只能微微见到营房的外部轮廓。

　　这个时候运载我们的车上已经没有一个人了。一些穿着囚衣的人将我们原本留在车上的大件行李拿下了车，之后便放在旁边的一辆卡车上。当天色逐渐变暗，40 节车厢逐渐消失在茫茫的夜色之中。

门格勒博士向党卫军下达了最后一个命令，便钻进了一辆小汽车，坐在驾驶室，还示意我也坐进去。我上车之后，在一个党卫军官旁边坐下，车子便发动了。道路泥泞，车子疯狂地向前行驶，路上满是一条条碾轧后的车辙和雨后的水坑，车子剧烈地颠簸晃动着。车子开得越来越快，我们的身边不断有明亮的探照灯闪过。不一会儿，车子停在了一个大门口，门上安装了防弹钢板。门格勒比了一个手势，一个党卫军哨兵便跑过来，随即打开了大门，我们乘坐的这辆车便驶了进去。我们沿着道路向前开着，两边都是军营，行驶了好几百米。车子再次停下来，我看到了一栋外形较好的建筑物。看到入口标志，我得知我们进入了"营地指挥部"。

走进指挥部之后，我看到办公桌前有几个人在工作，他们的眼神中流露出一种深邃且精明的意味，脸部精致，穿着犯人的囚衣。当他们见到我们进来后立刻起身，做立正姿势站好。门格勒博士向其中一人走去，那个人是秃顶，50 多岁的样子。我当时在一个党卫军中队长背后几步的距离，因此无法听清他们的谈话内容，只能见到那个人在连连点头。之后我才得知，他是森特·凯勒博士（Dr. Sent Keller），一名来自 F 营地的医生。他命令我走到另一张办公桌前面，办公桌的后面也坐着一个穿着囚衣的工作人员，他从抽屉中翻出了一些档案本，便开始问我问题。我的回答被他记录在档案本上，又记录了一份放在一本较厚的文件簿中，之后把所写的内容交给了党卫军士兵。接着，我们从这个房间离开。我走过门格勒博士身边时，稍稍鞠了一躬。

森特·凯勒博士看到我的举动后，立刻忍不住提高了讲话声调，看似无意但满是讽刺地说道："我们这里不需要这样的客套举止，在集中营里面，你只需要做好你理应做的工作，用不着这样的客套礼节。"

一个卫兵把我带进了另一个营房，营房入口的地方标着"浴室及消毒"，另一个卫兵接手了我和我的档案。正在这时，一个犯人将我的医用包拿走，搜了我的身，之后命令我脱光衣服。接着我的头发被理发师剃光，甚至我全身其他毛发也被剃光，之后我被送进了浴室。那些人用氯化钙溶液随意冲洗我的头，一些液体进到我的眼睛里，灼烧得很难受，以至于我久久未能睁开双眼。

我又进入了另一个房间，原先的衣服被换成了一套厚重的衣服，外套看上去几乎是全新的，还有一件条纹长裤。他们将我的鞋子浸泡在盛有氯化钙溶液的容器中，过了一会儿便还给了我。我试穿了一下新衣服，发现居然很合身（不知究竟哪个倒霉鬼在我之前穿过这套衣服）。我还没有回过神来，另外一个犯人将我左手袖口拉起来，检查了一下我档案上的数字，便拿起一个装满蓝色墨水的容器在我的手臂上熟练地做了一组文身印记。顷刻间，我的手臂上就出现了一串小小的、浅蓝色的斑点。

"你的手臂可能会略微肿起来，"他安慰我说，"但是一个星期之后就会消肿，到那时你就能够看清数字了。"

所以，我米克洛斯·尼兹利博士，已经在这个世界上消失了，取而代之的是集中营犯人，编号 A8450。

这个时候，我的脑海中显现出这样一个画面：15 年前，在布雷斯劳（Breslau）弗雷德里克·威廉大学医学院（Medical School of Frededck Wilhelm University）的毕业典礼上，我拿到了院长递给我的学位证书，收到了他给我的祝福，他对我说："评审委员会祝贺你。"

03　站着被点名的死者

对我来说，这个时候的状况我还能接受。门格勒博士想让我正式开始医生的工作。我或许会被派往德国的另一个城市，接替之前的一个德国医生，因为那个医生也随军工作去了，其工作内容与病理学和法医学相关。但是让我觉得更加有希望的是，由于得到了门格勒博士的认同，我能够身着舒适的便服而不用穿厚重的囚衣。

尽管已经到了半夜，我却因为好奇而无法入眠。我仔细地聆听着集中营头领口中的每一个字。他很清楚集中营的整体组织架构，知晓每一间营房指挥官的姓名，了解每一个犯人在哪个重要岗位工作。就是在这个夜晚，我从他口中得知奥斯维辛集中营并非一个劳工营，实际上是第三帝国最庞大的集中营。他还告诉我，每天在医院和营房里的"筛选"，实际上是将成千上万的犯人装进卡车，再运往几百米外的焚尸场进行灭绝。

我从他的讲述中，逐渐了解了真实的集中营生活。每一个营房都有好几层，800 到 1000 人需要挤在狭小的空间里生活。因为无法充分伸展四肢，犯人睡觉的方向不尽相同，只能互相堆叠，某个人的脚或许在另一个人的头、脖颈或者胸口上。他们相互推挤着，哪怕只是为了能够争取仅仅一寸的空间，稍微改善一下自己的睡眠环境和质量。人类的尊严已经完全消失了。但是，他们并不能休息很长时间。每天凌晨 3 点，营房会响起起床号，警卫会拿上橡胶棒将他们一个个地从"床"上赶下来。所有犯人便会带着疲倦走出营房，用肘部相互推搡着挤来挤去，很快排成队伍在营房外面等候。接着，集中营最不人道的事情——点名，便开始了。犯人们排列成 5 排，卫兵在旁边维持秩序。营房的看守按照身高依次将他们排好队，从高到矮，依次向后排列。排好队伍之后，另外一个看守就会过来。他亦是当天值班的工作人员，他一到便先用拳头将犯人胡乱打一遍，将个子高的推到后面，将个子矮的人拉到前面。最后，营房的头领也到了，他一副肥头大耳的样子，但衣服穿得很是得体。他身上穿的也是营房的囚服，只是比别的人更加干净、平整些罢了。他停顿了一会儿，骄傲地望向队列，观察一切是否都已经就绪。一般而言，这个时候大家肯定没有准备好，他就会将排在前面的犯人打一顿，当看到有些人在用手扶眼镜时，他就会将他们推到后面。没有人知道他为什么要这么做，或许也没有人会去思考他这么做的原因，因为这里是集中营，没有任何原因，甚至没有人去问原因。

点名的过程会持续好几个小时。他们一共会进行 15 次点名，从前到后，又从后到前，从左到右，又从右到左。只要是他们能想到，就会按照他们自己的想法点名。如果其中一排人没有对齐，营房的所有犯人就会受到下蹲一小时的惩罚。那不是简单的下蹲，他们需要把手举过头顶，他们的双腿由于寒冷和劳累而不停地颤抖。即使是在夏季，奥斯维辛早晨的温度也是十分低的，犯人们单薄的灰色粗布囚衣没有办法防雨，更不用说御寒了。无论是冬季还是夏季，犯人们都需要在凌晨3点起床进行点名，一直点到早上7点，党卫军这个时候便会到达。

营房的头领可以说是党卫军的走狗，原本他们是普通刑事犯，如今他们的肩膀上佩戴了绿色的徽章，以此来和其他普通的犯人区分。头领在做立正姿势时，将裤腿踢出了啪啪啪的声音，将他所管辖的人员名单汇报给党卫军。接着，党卫军开始检查营地的犯人，他们将队列数目细数清楚，之后在随身携带的本子上记录下所清点的数字。要是有人在营房里死去，他们的尸体也需要进行排队检查，除了一一点名之外，还需要检查身体。检查身体的环节，需要两个活着的犯人将尸体扶起来，尸体全身赤裸，一直到整个点名过程结束。通常来说，一天的死亡人数是5个到6个，有些时候会有10个之多。不管是死人还是活人，犯人的规定人数一定要对上，实际人数和记录的人数都须要如此。特遣队的任务就是将尸体运送至焚尸炉中烧毁，要是有些时候死亡人数过多而特遣队还未来得及将尸体立刻送去烧毁，那么尸体就需要在点名时一直出现，直到被特遣队送去焚烧。到了那时，其姓名才会被剔除出名册。

当我得知这一切后，我丝毫不后悔自己当时勇敢站出来的行为。

就是因为我在第一天"筛选"日被选为医生，才令我幸免于难，才能令我逃离那个污秽肮脏的检疫营。[1]

由于我获得了穿便装的权利，保住了我原本的尊严，我才能够在这个晚上安安稳稳地躺在医疗室的床上。我所在的第 12 号营房也被叫作"营地医院"。

早晨 7 点整响起了起床号。同我一个部门的医生和"医院"内能够行动的所有人员都需要在营房前站成一排进行集合，等待管理人员的点名。这个等待时间并不长，仅需要两三分钟的样子。那些卧病不起的人和在前一天夜里死去的人也会被清点。相同的一点是，在这里，死去的人的尸体也需要由两个活人架起来接受检查。

我们在自己房间吃完早餐。这个时候，我碰到了我的两个同事。其中，利维博士（Dr. Levy）是第 12 号营房地位最高的医生，他是一位教授，曾在斯特拉斯堡大学（University of Strasbourg）任职。格拉斯博士（Dr. Gras）是其助理，亦是一位教授，曾在萨格勒布大学（University of Zagreb）任职。这两个医生都是极为厉害的医务工作者，因精湛的技术而闻名整个欧洲。

尽管这里并没有多少药品，必要的仪器也不完备，甚至无法保障最为基础的消毒和灭菌环境，而且他们自己也在监狱之中，但他们不顾自身的危险和劳累，用心照顾每一个病患，减轻同胞遭受的痛苦。

---

[1] 第一天"筛选"日时，站在右边一列的犯人被送至检疫营，在那里洗澡、消毒、剃光毛发，穿上囚衣，之后便被送去营地的各个地方。——译者注

在奥斯维辛，即使是一个健康的成年人，经过三四个星期的饥寒交迫、风吹日晒、肮脏的生活环境和高强度劳动后，身体也会挺不住，更不用说那些刚进入集中营时身体就不太健康的人了。犯人生活在这样的环境中，经常会想起进入集中营前的日子，医生也会这么想。他们将自己熟练的专业技能充分地发挥出来，为所带领的医疗团队树立了良好的榜样。医疗团队一共有 6 名医生，他们都是较年轻的医生，来自法国或者希腊。他们从进入这里至今已经有三年的时间。这段时间，他们需要忍受很多事情。每天吃的是掺着锯末的野生栗子夹心面包。他们的妻子儿女、亲戚朋友等在抵达这里时便被残忍杀害，更确切地说是被烧死了。如果那时他们也被选入右边一列，那么或许经过两到三个月时间的摧残，他们便会被大火烧成灰烬。

这些医生在战胜了绝望、放弃和冷漠之后，怀着奉献精神试着去帮助那些把命运交给他们的犯人们。也正是出于这个原因，这个营地医院里面的犯人才会被称为"活死人"。唯有那些病入膏肓的犯人才会被送到这个地方。绝大多数人可谓皮包骨头，面部浮肿，嘴唇部干燥开裂，脱水十分严重，非常虚弱，还有难以治好的痢疾。他们身体上到处都是大块的恶心的毒疮，大多已经化脓溃烂。这便是集中营中病患的情况，这就是医生们必须要关心和安慰的病人。

04 吉卜赛营里的实验

我还没有接受任何明确的工作内容。有一天，我在一个法国医生的陪伴下，围绕整个营地转了转，发现一个营地分部的一个角落露出一小部分附属的建筑物。它的外观看起来好像一间工具房，里面有一块尚未刨平的厚木板，好像一个桌面，高度似乎和人的高度相似。我还看到了一把椅子、一箱解剖工具和角落里的一只桶。我问我的同伴，那些东西是干什么用的。

"那就是集中营的解剖室，只有那一个地方"，他回答道，"那里已经有很长时间没人使用了。实际上，我不清楚集中营哪位医生能够有资格使用那间解剖室。我听说你的出现刚好与门格勒博士的计划吻合，我还挺惊讶的，他想让你在这里执刀操作。"

忽然，我整个人都呆住了，我曾经好多次想象自己身穿白大褂在现代化的解剖室工作的画面，但却完全没有想到我会在这个地方做与医疗相关的工作。我行医这么多年，还从来没有在这样的环境中工作过，房间里面的设备和解剖工具极为欠缺。即使是以前我接触过某些跨省的凶杀案和自杀案，需要在现场对尸体进行解剖时，装备也要比现在更完备。

但是无论如何，我被任命了。我决定接受任何将会发生的事情，这样一个职位在集中营已经很好了。可我还是不清楚为什么会在这么肮脏的地方工作。他们给我的便装倒是很新，这有点矛盾。但是我不想将时间浪费在这些想不明白的事情上了。

我在这个法国医生的陪同下，透过铁丝网看到了营地的另外一边。那里有些赤膊的黑黢黢的孩子在追逐玩闹。地上坐着一群像是克里奥尔人 [1] 的女人和光着上半身的男人，他们一面看着孩子们嬉耍，一面聊天。这就是有名的"吉卜赛营"。吉卜赛人被第三帝国的人种学家认定为低等种族。故而他们不管来自德国还是其他被占领的欧洲国家，都被集中在一起，随后流放到这里。由于信仰天主教，因此他们获得了特权，可以和自己的家人在一起生活。

他们的总人数有 4500 人左右。他们不需要劳动，但被安排去看管旁边的犹太营。他们在那里利用自己的权力恣意妄为。

其实，吉卜赛营是一个特殊的实验营。爱泼斯坦博士（Dr. Epstein）是这个研究工作实验室的主导者，他在 1940 年便是集中营里

---

[1]　克里奥尔人（Creole）指的是说西班牙语和法语混合语的黑人和白人的混血儿。——作者注

的犯人。他曾经在布拉格大学（University of Prague）任职，同时还是世界闻名的小儿科医生。其助手是班德尔博士（Dr. Bendel），来自巴黎大学医学院（University of Paris Medical School）。

这个地方进行着三类与医学相关的实验。第一个是研究双胞胎的来源和起因，这是从 10 年前迪翁（Dionne）生下五胞胎而开启的研究，一直持续至今；第二个是研究巨人和矮人的生物学和病理学原因；第三个是研究一种被叫作"面部干性坏疽"疾病的诱因和治疗方法。

这种恐怖的疾病不太常见。一般来说，普通人患上这种病的概率极低，但是却普遍出现在吉卜赛营的幼儿和青少年中。因为在其中一些人当中流行，医生便能够开展研究，以找出治愈这种疾病的方法。

从研究已经得出的医学概念来看，患有"面部干性坏疽"的病人一般会并发麻疹、猩红热和伤寒症。营地肮脏的环境看上去只是促进这种疾病发展的因素，因为这种疾病在捷克人、波兰人和犹太人的营地也有出现。只是在吉卜赛儿童中，这种疾病的流行程度很高。从这点来推断，这种疾病的出现肯定和遗传性梅毒直接相关，因为吉卜赛营梅毒的发病率极高。

通过这些观察，一种新的有前景的治疗方法得以产生。这个方法混合使用了两种药品，分别是疟疾针剂和一定剂量被叫作"新胂凡钠明"的药品。门格勒博士每天都会来到这个实验室，亲自参与这个研究的每一个过程。两个犯人医生和一个名叫迪娜的画家配合他进行研究。迪娜的绘画能力可谓一绝，她是布拉格本地人，已经在集中营被关了 3 年多时间。她是门格勒博士的助手，因此可以享受比其他犯人更多的权利。

05　解剖实录

　　门格勒博士不知疲倦地进行着研究工作。他每天都会在实验室工作相当长一段时间，之后便赶去"卸货坡道"，他需要忙着"筛选"每天从远方运来的四五车匈牙利人。

　　新来的犯人们须要整齐地排成 5 列，在党卫军警卫的押送下，不断往前走。我看到其中一队走到营地前面并排好队。尽管我站的地方离他们所在那个营地不近，视线之间还有铁丝网的阻隔，但是我依旧能够看出那些人是从大城市过来的：他们穿的衣服极为讲究，大多数人身穿一件新雨衣，随身携带的行李箱的材质是高级皮革。不管他们曾经在哪个城市生活，看得出他们都顺利地过着安逸的生活，被人尊重，素质也不错。但正因如此，他们才为此付出了惨痛的代价——进入集中营。

　　就算门格勒博士身兼数职，他还是留出了时间同我交流。由几个犯人组成的运输小队推着一辆手推车，在解剖室的门前停下，卸下了两具尸体。尸体的胸口处用一种特殊的粉笔标注了字母 Z 和 S，意思是"解剖"（Zur Sektion），这表示他们即将被解剖。12 营区的看守指派了一个机灵的犯人帮助我，我们一起将其中一具尸体搬到解剖台。我看到尸体的脖颈上有一条黑色的勒痕，我猜要么是自杀，要么是被绞死的。

我又迅速地瞄了一下第二具尸体，其死亡原因是电击，从其浅表皮肤灼伤和灼伤皮肤周遭显现出的淡黄红色可以做出判断。我认为是他自己撞到了高压电线，或是被别人推到了高压电线处，这样的情况在集中营极为常见。

事实上，不管是自杀还是他杀，程序都是相同的。夜晚点名时，死亡者的姓名会从名单中剔除，他们的尸体会被装上"柩车"运往营地的太平间。在那里，每过四五十天，就会来另一辆卡车，运走所有尸体去进行焚化。

我的第一个实验品就是这两具由门格勒博士派人送来的尸体。在送到的前一天，博士告诫我说要认真工作，表现出色的一面，因此我竭尽所能去完成其命令。

一辆车子在营地前停下，营地里传来"立正"命令的声音，门格勒博士和其他两位党卫军高级军官来了。他们仔细听取了营地看守和医生的报告，接着便前往解剖室，还有两个营地里的犯人医生紧随其后。他们环顾了一下整间解剖室，似乎这里是某个关键的医学中心的病理学教室，有一个值得探究的案例。

我忽然意识到，我现在正在进行一次考试，我面前的人就是评审委员会的成员，重要且危险至极的评审委员。我还感觉到，那两个犯人医生正在静静地祝我通过这次测试。

当时，任何人都不知道，我曾经在博罗斯洛法医研究所（Boroslo Institute of Forensic Medicine）进行了 3 年时间的学习，还接受过斯特拉斯曼教授（Professor Strasseman）的指导，研究了自杀的每一种可能方式。我忽然感觉到，和米克洛斯·尼兹利博士这个身份相比较，犯人医生 A8450 更能令人记住。

我开始进行解剖。首先，我将颅骨打开，接着是胸腔，最后是腹腔。我取出全部器官，接着将每一个异常的地方记录下来，他们还向我提出许多问题，我都一一回答了。我从他们的脸上读出我似乎满足了他们的好奇心：从他们连连点头和赞许的目光中，我感觉自己通过了考试。在解剖完第二具尸体之后，门格勒博士命令我在第二天之前完成尸检报告，并交给过来取文件的工作人员。随即门格勒博士和党卫军军官离开了营地，我和两个犯人医生聊了一阵子。

翌日，又有另外 3 具尸体被送进解剖室。我又像前一天那样进行了一次解剖，只是这一回的气氛没有那么凝重，毕竟他们已经见过我的手法，开始慢慢了解我了。新来的人对此表示极大的好奇，向我提了一些带有挑衅意味且非常刁钻的问题，在一些具体的问题上我们的讨论互动甚至可以说是愉快的。

之后，党卫军医生走开了，我接到了几位法国和希腊医生的电话，想让我指导他们腰椎穿刺的技术。他们还问我是否同意让他们在我的实验尸体上进行实体操作，我同意了他们的请求。对于这个发现，我相当激动，就算是在监狱中他们还是极为热情地投身于自己的专业，在六七次尝试之后，终于穿刺成功了。他们离开之后，我很快地将当天的其他工作完成。

06　对解剖室的管理

　　之后的 3 天里，我没有接到任何任务指派。我还是吃着专门分配给医生的食品，但是绝大多数时间我都在做着无趣的事情：一会儿躺在床上伸展下四肢，一会儿去距离 F 营不远的体育场看台坐一阵子。是的，奥斯维辛也建造了体育场，但是只有第三帝国的日耳曼犯人才能使用——那些日耳曼犯人在营地的不同部门里干活。

　　每到星期日，体育场就会变成娱乐中心，举行各种体育活动，但是这里平时几乎没有什么人，十分安静。体育场和 1 号焚尸场被一道铁丝网隔开。我迫切地想要了解高大的烟囱下究竟发生着什么事情，那里的火焰从未熄灭过。在我坐着的地方通常看不到任何情况，我又不便靠近铁丝网，因为当瞭望塔上的射击员发现有人进入禁区时就会毫无预兆地开枪。

　　我看到了焚尸场的前面有一队身穿便装的人正在列队集合。大约有 200 个人站在那栋红色建筑物前面，那队人前面站着一个党卫军警卫，看上去好像是在点名。我猜这是白天执勤队和夜间执勤队在交班。因为我听一个囚友说，焚尸场 24 小时不停歇地运行着。他还提到，在焚尸场工作的队伍被称为特遣队，意思就是做特别工作的派遣人员。

他们享受好的食品，身上穿的是便服而不是囚衣。他们不能走出焚尸场的范围。每隔 4 个月，当他们熟悉了这个地方，享受完所有特权之后，便会被杀掉。自集中营建成到现在，每一个特遣人员都逃不脱这样的命运，所以这么多年来这个集中营里发生的事情才没有被泄露出去。

我回到 12 营区时，门格勒博士刚刚到来。他开车来这里，营地的警卫列队欢迎他。他让我过去，我顺从地上了车子。这一回，我们没有党卫军的跟随，我还没有告诉我的同事便离开了营区。车子在营地指挥部前停下，他让森特·凯勒博士将我的档案卡拿出来，然后车子又在坑坑洼洼的路上开了一阵。

大约 12 分钟之后，我们穿过被铁丝网围起来的大迷宫，接着开进一扇戒备森严的大门，实际上是从一个营地开往另一个营地。直到此时我才了解到这个集中营规模有多大。基本上没有人可以觉察到这个事情，因为大多数人已经死在他们被运送到的营地中，没有机会走出这个营地。之后我才了解到，奥斯维辛集中营紧密的铁丝网内在一个特定的时期，关押了超过 10 万人。

忽然，我从沉思中被门格勒博士唤醒。他说："这个地方不是休养身心的地方，但是你也能看出这里的情况并不算差。"

我们离开了营地，在犹太营"卸货坡道"行驶了大约 300 米。在铁丝网的防护之下，一扇防弹的钢板大门慢慢地打了开来，车子随即驶入。映入我眼帘的是一个宽广的院落，地面上种着青草，松树的树荫和碎石小路令这个地方极为舒适。但是正是在这个地方，院落的尽头处，那栋红色建筑物矗立着，烟囱不断冒着火焰。我们看到的那个焚尸炉是营地里众多焚尸炉之一。我们在车里面坐着，迎面跑过来一个党卫军，向门格勒博士敬礼。之后我们还是往前走，穿过整个院落，将焚尸场的大门打开。

门格勒博士问党卫军："房间准备好了吗？"

那位党卫军回答："准备好了！长官！"

我跟着门格勒博士，走向那个准备好的房间。

那个房间的墙壁刚被粉刷完，阳光从一扇巨型窗户穿过，房间变得透亮，只是窗户上安装了防护栏。我之前看到的都是简陋的营地，此时确实被这里的装饰惊到了。房间里面摆放着一张白色的床、一个白色壁橱、一张大桌子和几把座椅。桌子上铺着红色天鹅绒的桌布，水泥地上铺着一块优质的地毯。我的脑海中忽然出现了这样的景象：特遣人员将墙壁粉刷了一下，接着将护卫队送来的桌椅等家具摆放好。我和门格勒博士一起走过一条黑暗的走廊，进入另外一个房间。这是一间现代化的解剖室，光线极为充足，墙壁上安装了两扇透明窗户。红色水泥地板中间有一个水泥基座，基座的上方摆放用磨光的大理石制成的解剖台，旁边安装着几个排水槽。解剖台的尾部设有一个清理池，镀镍的水龙头透出银白色的光芒。墙边还有 3 个陶瓷质地的水槽。墙壁被刷成了淡绿色，窗户上安装了防护栏，上面覆盖着一层金属网，用来阻隔蚊子、苍蝇等飞虫。

我们从解剖室离开后，进入另外一个工作室。那里有装饰画和高档椅子。在房间的正中央有一张大桌子，上面铺着绿色的桌布，桌子上还放着 3 台显微镜，几把舒适的扶手椅摆放在四周。房间的一角被改造成了书房，里面有很多最新出版的书籍。房间的另一角摆放着橱柜，里面整齐地放着白色的工作服、围裙、毛巾和橡胶手套。简单地说，这里就像任何一个大城市中的病理学研究所。

面对眼前的一切，我因为害怕而觉得全身无力。当我刚走过大门时，便意识到自己面临死亡，我将要踏上走向死亡的道路，这条路将直通地狱。我觉得自己已经迷失了。

现在我明白了为什么允许我穿便装，这便装是专门供特遣队的，而一个个的特遣人员其实是一个个的"活死人"啊！

门格勒博士快要走时，命令警卫在"实验"需要的前提下，尽量满足我的需求。焚尸场任何一个党卫军都没有权力管制我。厨房必须给我提供食物，我可以在党卫军仓库拿亚麻质地的衣服。我还可以使用指挥部大楼内专供党卫军理发的地方剃头发和清理胡须。我也不用在每天早上和晚上的点名时间去报到。

除了需要在实验室和解剖室工作，我还要负责为焚尸场全体人员提供医疗服务，大概有 120 个党卫军和 860 个特遣队犯人。我负责安排使用药品、医疗器械和医用敷料，保证物资的充足。所以我每天都要去焚尸场探望各个生病的人，有时需要一天进行两次查看以保证他们得到良好的医疗照顾。在早上 7 点到晚上 7 点之间，我得在 4 个焚尸炉之间奔走。我每天都要写一篇报告，记录每天的生病人数、卧病在床的人数和紧急救护的人数，然后上报给党卫军指挥官和特遣队二级小队长墨斯菲尔德（Mussfeld）。

当得知自己需要负责的工作时，我差点瘫软倒下。基于这样的情况，我感觉自己是集中营里最为关键的人物。如果我不在特遣队该多好，如果"1 号焚尸场"没有发生这一切该多好！

门格勒博士没有打招呼便离开了。不管党卫军军官或者士兵的职位有多么低，他也不用知会一个集中营的犯人。我将解剖室的门锁上之后便离开了，从现在开始这里就由我管理了。

我回到自己的房间坐下，打算仔细地思考一下。这一点很不容易。我从很久之前开始回忆，我的脑海中浮现出我在家里无忧无虑的画面。我看到了干净整洁的房子，阳光洒满阳台和房间，我在那里曾经花了很多时间和精力在病人身上，我因为令他们变得舒服和重获力量而感到高兴。我和我的家人共同在那里度过了快乐的时光。

现在想来，我好像和他们已经分开一个多星期了。他们去什么地方了？是不是在这个巨大的集中营里消失了，无名无姓，像其他人那样被这个地狱吞噬了？我的女儿是和我的妻子待在一起，还是已经分开了呢？我的父母不知道如何了，我曾经想要给他们一个幸福的晚年生活。我的亲妹妹也不知去了何处，在我们的父亲生病时，我就像照顾自己女儿那样照顾她。当时照顾他们的生活是那样幸福快乐，但是再也回不去了。我丝毫没有怀疑他们的命运。想到开向奥斯维辛的 40 辆车，他们一定在某一节车厢之中，停在装卸犹太人的站台边。门格勒博士随手一挥，我的父母和妹妹便被分到左边一列。就算我妹妹被命令分在右边一列，我想她还是会跪着乞求和母亲站在一起。如此一来，她也能了却心愿，一边感激一边不禁流下泪水。

我到来的消息一下子在整个焚尸场传开，被安排在这里的党卫军和特遣人员都来探访我。一开始来了两个党卫军官，他们个子较高，看上去很好斗的样子。我知道我现在表现出的态度会影响他们之后对我的态度。我想起了之前门格勒博士走时对我说的话：我只向他负责。所以我将这次探访当作一次出于礼貌的会面，我也没有站起身子以立正姿态迎接他们。我和他们打了招呼，还请他们坐下。

他们站在了房间的中间，接着上下打量着我。我觉得这一刻十分重要，这将会是他们对我的第一印象。我认为自己刚刚的行为是较为礼貌的，他们脸上僵硬的肌肉慢慢地放松了下来，接着随意地坐在了座位上。

我们谈话的内容十分有限。我这趟过来怎么样？我在集中营需要做些什么？他们不能问这样的问题，因为答案会令他们觉得尴尬。而我也不能问有关战争、政治和集中营的问题。但是我并不觉得有什么困扰，毕竟我在战前就在德国生活了很多年，有很多可以谈论的话题。他们被我流利的德语惊讶到，或者至少会感觉到我比他们更有礼貌。没一会儿我便意识到，尽管他们在我面前极力掩饰，但是他们无法理解我的一些表达。我很了解他们的国家，了解他们生活的家园和生活方式，了解他们的道德理念和宗教信仰，因此，我没有觉得很难聊下去。我感觉我又通过了一次测试，因为我看到他们是面带笑容离开的。

后来又过来几个探访者，这次来的是一个囚警总管和他的两个手下。他们身穿便装，服饰较为时尚，胡子刮得很干净。依然是一次礼貌性的探访。我得知我的房间就是他们为我准备的。他们知道我到达之后特意来邀请我共进晚餐，和其他特遣人员见见面。

事实上，晚餐时间也快要到了。我跟着他们进入这个建筑第二层的一个房间。他们就住在这个房间，舒适的床铺沿着两边墙壁排列着。床是木制的，没有上漆，但是床上铺的床罩是丝绸质地的，闪闪发亮的绣花枕头放在床上。这般高级且华丽的床上用品和这里的气氛十分不协调。这大概是先前的特遣人员带来的，而非给这里准备的。特遣队可以在仓库领取并使用这些东西。

整个房间被炫目的灯光笼罩着，在这个地方他们不需要像在营房那里那样得节约用电。两排床铺之间有一条过道。在房间里面活动的特遣人员只有一半，其余100多人须要值夜班。大多数人在睡觉，没有睡觉的人则在看书。这里摆放着许多书籍，我们犹太民族确实很爱看书。每个犯人都会随身携带几本书籍，根据每个人的智力水平与受教育程度，书的数量和类别不尽相同。只有特遣人员有权将书带进来看。在集中营里，如果有人看书被发现，他便会受到20天单独监禁的惩罚，就是将其关进一个只能容纳一人的岗亭里。但是在监禁之前他要先受到杖刑的惩罚。

令我们振奋的是，眼前摆放着一张铺着厚绸缎台布的桌子，瓷盘经过细致的打磨抛光，还有许多银器——原本属于被驱逐者。桌上堆满了各式各样精致的盘子，盘中还盛放着被驱逐者带来的培根、果冻、蛋糕、巧克力，各种腌肉和意大利香肠等"好东西"。从食物上面的标签来看，我发现这些食物是由匈牙利的被驱逐者带来的。这些食物容易变质，在其原本的主人死亡之后便自然地被留给了还活在世上的人，也就是特遣人员。

在桌子旁边坐着的有囚警总管、工程师、司机首领、特遣队长、"拔牙特遣队"和黄金冶炼工。他们的欢迎令我感到极为亲切。他们将全部"好东西"都拿了出来，极为多样，因为不断有匈牙利人被流放到这里，这些人都会带来许多"美味佳肴"，而流放速度还在不断提升。

但是我觉得嘴里的食物难以下咽。不是因为食物很难吃，而是因为我不禁想到了和我一起受难的伙伴。在来这里之前他们也整理并准备了需要的物品。他们也曾在路途中觉得饥饿难耐，可整个行程一直忍受着未吃东西，把仅剩的食物留给他们的父母、孩子和未来困难的日子。他们没能想到的是，他们甚至连未来困难的日子也无法体会了，我们的桌上摆放着他们的食物，焚尸场大堂里面的食物始终是丰富的。

我喝了几杯加了朗姆酒的茶，之后便放松了下来。我开始停止去想那些折磨我的事情，思维也逐渐放空。一股暖意慢慢向我涌来，酒精的作用是那样舒服，好像母亲的双手轻抚着我。

我们抽着"匈牙利进口"的烟。要知道，一支香烟在营房里面的价值和一个面包相同，但是这里的桌子上至少放着上千条香烟。

我们聊天聊到了兴头上。法国人、希腊人、波兰人、德国人和意大利人围坐在桌边。我们都会说德语，因此就将德语作为我们的通用语言。在聊天过程中我了解了焚尸场的历史。成千上万的犯人用水泥和石头建造了这个地方，在极为寒冷的隆冬建成了这个焚尸场。每一块石头都沾满了他们的鲜血。他们不分昼夜地劳动，穿着破烂的衣服，饿着肚子，才能按照计划将建造地狱死亡工厂的任务完成。而他们成为这个死亡工厂的第一批受害者。

焚尸场建成已经有 4 年的时间。无数人被送到这个地方，当他们走下车厢，就等于进入了焚尸场。如今的特遣队已经是第十二支特遣队了，我大致听到了以前特遣队"统治"阶段的英雄故事。我也一直被提醒一个我已经得知的事实，那就是，现如今每一个特遣人员都难以活过 4 个月。

如果他们中有人信奉犹太教，那么当他们刚加入特遣队时，就须要在一开始为死亡准备净化仪式。他们时刻都会面临死亡，如同之前每一个特遣人员都须要随时准备面临死亡一样，肯定不会迟到。

快到午夜了，围坐在桌子周围的人们因为白天的工作和晚上的饮酒而疲惫不堪。我们的谈话变得越来越无精打采。一名党卫军巡视时停下来，提醒我们该上床睡觉了。我就告别了我的新同伴，回到了我的房间。多亏了朗姆酒麻醉了我的神经，让我度过了在这里相对安静的第一个夜晚。

07　在浴场与消毒室里

一阵刺耳的汽笛声从站台的方向传来。我见时间还很早，走到了窗边，透过窗户，看到有一列很长的火车停靠在轨道那里。几秒之后，车门慢慢打开，不计其数被驱逐的犹太人从车厢内涌了出来。他们站成一排，经过了30分钟左右的"筛选"后，左边一列的人便排队离开了。

忽然，我听到门外传来命令的声音，以及一阵十分急促的脚步声。声音从焚化室传来，他们已经做好迎接新来者的准备了。马达发出轰鸣，开始运作。巨大的通风机对着炉口开始鼓风，使焚尸炉的温度能够上升到理想的状态。15台通风机一起工作，每一台通风机都对着一个焚尸炉。焚化室长约150米，是一个明亮的，粉刷得雪白的房间，地面铺着水泥，窗户上安装了防护栏。这15个焚尸炉位于红砖砌成的门洞里，在一面墙壁上依次排列，巨大的铁门闪着亮光，散发出阵阵阴森的光芒。过了五六分钟，左列的犹太人被送到，弹簧门从里面打了开来。

五列队伍按照顺序走进院落，这个时候，人们一定不清楚究竟发生了什么事。即使有人走过这段 300 多米的路程，在从"卸货坡道"到这里的路途中猜测到他将要面对的事情，那他也没有机会和他人诉说这个秘密了。当时，被分配到右边一列的人或许会听到这样的安慰话："左边这列的人会被送到专门收容体弱病残和妇孺的营地，他们可以在那里得到很好的照顾。"这纯粹是德国人在说谎。他们就是被送到了营地的焚尸场，再也回不去了。

他们由于疲倦而缓慢地挪动着自己的脚步。孩子们刚从睡梦中清醒过来，紧紧抓着母亲的衣角。更小的婴儿躺在父亲的怀里，或是在婴儿车中躺着慢慢被推着前进。党卫军警卫依旧在焚尸场门口站着，一张大字海报贴在大门上，上面写着：

闲人勿进，党卫军也禁止入内！

被驱逐的人们很快便看到了浇灌绿地的水龙头，原本这是用来浇灌庭院的。其中一些人打开自己的行李拿出一个个的瓶瓶罐罐，离开队伍，走到水龙头前，用刚刚找出的容器装满水。其实，对他们的举动，我丝毫不觉得诧异，他们或许已经连续 5 天没喝水了。当他们见到水时，一定会乱作一团，仿佛喝再多的水也无法解渴。接送队伍的党卫军对这般画面已经习以为常。

党卫军等在一旁，一直到所有人都喝饱水，用水装满了自己的容器。党卫军知道，如果他们当中有一个人没有喝饱，那么他肯定不愿意回归队伍。过了一会儿，所有人都回到了原先的队列中。队伍继续在一条煤渣路上往前走，路两边种着郁郁葱葱的草。大概向前走了100米，队伍便停在一个平滑的坡道前，坡道上有大概10到12级的台阶，通往地下一个巨大的房间，上面是一块巨大的标志牌，用德语、希腊语、法语和匈牙利语写着"浴场和消毒室"。这令每一个人都放松了神经，也逐渐消减了队伍中的害怕和担忧。他们走下台阶，甚至快跳起来了。

房间中央立着成排的圆柱，四周也有圆柱环绕着，紧贴墙壁的地方安放着长椅，椅子上方挂着标注了编号的衣架。每个人都看到了用4种文字写着的标志牌，得知需要将衣服和鞋子一起放置，特别需要记住自己衣架的编号，防止在洗完澡之后引发没必要的混乱。

那些一直很"敬佩"德国人的人评论说："好有德国人的做事风格啊！"

他们是对的。事实上，采用这样的方法确实是为了保持良好的秩序，如此一来，就不会搞混第三帝国需要的几万双好鞋子了。衣服亦是同理，那些被轰炸之后的城市居民便能够穿上这些衣物了。

当时，男人、女人和小孩都在这个房间里，一共有3000人。几个党卫军士兵进入房间，大声通知，所有人都必须在10分钟内脱光全部衣物。所有人听到这个通知后，都惊呆了，无论什么性别和年龄。害羞的妇女和姑娘都互相看着，或许她们还未完全明白党卫军刚刚用德语说的话。

但是，他们没有太长时间去思索，他们再次听到了命令，这一次的声音更大，语气更令人害怕。他们心里开始紧张了，他们的尊严遭到了挑衅。可他们内心特有的顺从令他们感觉到，抵抗已经无济于事了，他们慢慢地将自己身上的衣服脱掉。在特遣人员的帮助下，残疾人、老年人和疯癫之人也都脱光了衣服。所有人在 10 分钟内将衣服脱光，他们的衣服用衣架挂起来，鞋子也系好挂在衣架上，然后用心记住衣架上面的编号。

一个党卫军从拥挤的人群中穿过，推开房间另一头一扇巨大的橡木质地的弹簧门。人们从弹簧门走过，进入另外一个房间，这个房间也一样透亮宽敞，只是这个房间里没有长椅和衣架。房间的中央，每 30 米的间隔就立着柱子，从水泥地板一直到天花板。这些显然不是承重的柱子，只是一些用薄铁皮包裹着的方形柱子。铁皮管的四面都有许多小孔，看上去像是线阵。

所有人都走进了这个房间。有人嘶哑地命令道："请党卫军和特遣人员离开这个房间。"他们听从命令并在报数之后离开。弹簧门立刻关上，灯光也被关闭。

正在这个时候，一辆最新款的豪华车子逐渐驶来，车上有一个巨大的红十字标志。一个卫生服务副官和一个党卫军军官从车里走了出来。卫生服务副官手上有 4 个绿色的铁皮制成的容器。他走上前去，穿过草坪，草坪上每隔 30 米就有一个水泥短管从地面伸出来。他穿戴完防毒面具之后，将一个容器的盖子打开，之后把里面的淡紫色颗粒物倒了出来。

　　淡紫色颗粒状的物质直接落在了水泥管的底部。淡紫色颗粒物产生了一种气体，从铁皮管的小孔释放出来，被驱逐者们所在的房间不一会儿就充斥了这种气体，不到 5 分钟，所有人都死去了。

　　所有被押送到这个房间的人，他们的命运都是一样的。红十字会将毒气从外面送入。焚尸场中从未存放过这个东西。预先警告极为可耻，但是更为可耻的是，毒气是由一辆国际红十字会的车子送入的。

　　为了保证将任务完成，两个毒气杀戮人员等待了 5 分钟左右的时间。接着，他们各自点了一支香烟，乘车离开。要知道，他们刚杀害了 3000 个无辜的生命。

　　通风机在 20 分钟之后嗡嗡地响了起来，用来驱散毒气。大门再次被打了开来，卡车随即开进，一支特遣小分队分别将衣服和鞋子装上车子。这些东西全部被送去进行消毒。这一回是真正意义上的消毒。然后，衣服和鞋子就会借助铁路被运往全国各地。

　　通风机由于经过 "Exhator" 系统专利技术的升级，很快排出了房间里面的毒气，但是在门上的裂缝处和尸体之间的缝隙中，只要是狭小的空间，就有可能残存毒气。就算过去了两个小时，也会引发剧烈的咳嗽。因为这个原因，开门后第一批进入房间的特遣人员都会戴上防毒面具。房间里面再次亮起了灯，呈现出一幅恐怖的画面。

　　房间里面的尸体并不是东一个、西一个的，而是全部混乱地堆叠在一起，一直堆到天花板的高度。因为毒气从最低的地方开始扩散，空气从下面开始受到污染，毒气逐渐向上，一直到天花板。这令遇难者们彼此践踏，疯狂向上爬，以躲避毒气，但他们马上就被毒气淹没了。这是多么惨烈的生死存亡的竞争啊！就算只能多活一到两分钟的时间。如果他们能回想自己先前的行为，就会发现自己脚下是他们的妻子儿女和亲人朋友。然而，他们完全没有时间回想，他们的行动表现出，这是一种本能的行为，他们只是在做自我保护罢了。

我发现，在人堆底部的都是一些女人、小孩和老人，顶部堆叠的则都是最健壮的人。他们的尸身交错堆叠着，身上满是瘀青和抓伤的痕迹，那是他们在挣扎时互相推拉造成的抓伤。他们的鼻孔和嘴巴里冒出血液，脸因为肿胀而失去了原来的模样，接近蓝色，畸形的面目难以辨认。就算是那样，部分特遣人员还是认出了他们的亲人，虽然那样的情况不太常发生。我忽然感到莫名的恐惧。我无法继续在这里待着了，我已经达到了死亡的深谷。我认为自己有责任详细地记下我所看到的一切，不仅为了自己的同胞，更是为了整个世界，或许有奇迹降临，我应当逃离这个地方。

特遣小分队的队员们穿上大号的消防靴，在尸体周围依次站开，接着开始用强力水柱清洗尸体。这个步骤是十分关键的，因为在淹死或者被毒气熏死的情况下，人会自然地排便。每一具尸体都十分肮脏，一定要进行清洗。完成尸体的冲洗之后，特遣人员开始分拣尸体。这个时候，他们每个人都满怀悲痛之心去执行这项毫无人性的任务。

这是一项极为艰巨的任务。他们用皮带将尸体的手腕绑在一起，之后把皮带牢牢嵌在好像老虎钳似的长柄中。他们借助这些皮带把湿滑的尸体拖到另一个房间的电梯中。4 部大型电梯上下运行着，每一部电梯中可以装载 20 到 25 具尸体。铃声响起，意味着这部电梯将要向上运行。电梯上行之后，会在焚尸场的焚化室停下，巨大的滑动门会自动打开。操作拖车的另一支分队的特遣人员在这里等待着。他们也同样用皮带把尸体的双手绑起来，将尸体拖至特别建造的坡道上面，最后把尸体全部放在焚尸炉的门口。

不论年龄，尸体全部紧靠在一起。血液不仅从他们的嘴巴和鼻孔中流出，连他们的皮肤都渗出血液，那是由于尸体和地面摩擦划伤了皮肤。水泥地上的排水沟中，流动的是血液和水的混合物。

这时，开发并利用犹太人的新阶段就开始了。第三帝国已经将他们的鞋子和衣物取走了。因为头发在任何环境中都可以均匀收缩或伸长，所以头发亦是珍贵的原材料。人的头发常常能在定时炸弹上使用，可以很好地起到定时引爆的作用。因此，他们会剃光死人的头发。

但是这未结束。就像日耳曼人对内和对外宣传的那样，第三帝国并非是以"黄金标准"建立的，而是根据"工作标准"。这句话的意思是，他们需要努力劳动，获得比大多数国家更多的黄金。无论如何，死者接着会被送至"拔牙特遣队"，他们在焚化炉前工作着。"拔牙特遣队"的工作人员一共有 8 个，每一个队员都配备了两件工具，或者说是两件仪器，你喜欢怎么叫都可以。他们一只手上拿着撬杆，另外一只手则拿着拔牙的钳子。

尸体仰面躺着，特遣人员拿着撬杆将尸体的嘴巴撬开，接着拿起钳子将尸体嘴里的金牙、任何金质的假牙架和填充物拔出或者直接折断。"拔牙特遣队"里的每一个队员都是优秀的牙科医生和口腔医学家。

当门格勒博士需要具备优秀的牙科或口腔医学技术的医生时，他们自信地主动自荐，坚定地认为自己能在营地将他们的专业技能展现出来，就如同我曾经的想法一样。

所有拔下来的金牙都会被浸泡在一个盛着酸性液体的桶中，酸液会将金牙里的肉腐蚀殆尽。尸体上如果佩戴着贵重的物品，比如珍珠、戒指和项链等，也会被取下来，之后放入仅有一个口的保险箱中。黄金属于重金属，我估计每一个焚尸场每天收集的黄金可以达到 18 到 20 磅。因为死者的身份不同，黄金的数量也会有所不同。有些死者生前较为富有，而有些从郊区来的死者生前并没有太多财产。

在到达奥斯维辛时，匈牙利的被驱逐者就已经没剩多少财产了，但是从波兰、捷克和荷兰被驱赶而来的人，就算他们已经在犹太人区生活了数年，还是携带着一定数量的黄金、美元和饰品。日耳曼人通过这个方式，积累了大量财富。

被拔下最后一颗金牙之后，尸体便会流转到焚尸小分队。这个分队的特遣人员会将尸体分组，每 3 具尸体为一组，放在一架用金属薄板制成的手推车上。焚尸炉那扇厚重的大门会自动打开，手推车将尸体送入焚尸炉，接着加热至白炽的程度。

尸体在 20 分钟时间内就会被焚化。这个集中营里有 4 座焚尸场，每一座焚尸场设置了 15 个焚尸炉。也就是说，一天就能焚化几千具尸体。长年累月，每天通过毒气室的人有几千人，之后会被送至焚尸炉，最后只留下焚尸炉里的一堆灰烬。卡车会把骨灰运送至距离集中营几百米的维斯瓦河（Vistula），倒进流动的河里。

哪怕是一具尸体，在经历了这样的恐惧和痛苦摧残后，也无法换来一丝丝的宁静。

08 心内注射

我的上司门格勒博士建立了这个病理学实验室，他想要实现医学研究方面的梦想。在病理学实验室建好的几天之后，设备等外部条件都到位了，唯独差一个掌管这里的医生。

集中营的封闭性为研究提供绝佳条件。第一，从法医学的层面来看，这里的自杀率极高；第二，从病理学的层面来看，侏儒、巨人和其他异常形态的人比比皆是。世界上再没有更好的地方可以提供这么多的尸体用于研究了，实际上，能够任意处置尸体给了研究工作极为广阔的前景。

依照我的经验来看，世界上绝大多数城市里的医疗机构，通常需要准备100到150具尸体标本来作为法医学院的基础，这样算起来的话，奥斯维辛所拥有的尸体数量足可以建造几万座法医学院了。每一个进入奥斯维辛的人都迈入了死亡之门。命运会让他站在左边一列，随后在一小时之内进入毒气室，逐渐死去。如果他在困境中战胜了命运而站在右边一列，就没那么幸运了。

他仍是死亡人选之一，但是稍微有些不同的是，他需要在奥斯维辛经历所有恐怖的事情，直至将其精神全部耗尽。这个时间是因人而异的，通常为 3 到 4 个月，或许更长时间，只要他还能忍受。他已经遍体鳞伤。身体因为饥饿而变得扭曲，眼神中透着疲倦，他因为精神错乱而开始呻吟。他撑着那已经筋疲力尽的身体在大雪中往前走着，直到他再也无法向前走，直到他那瘦弱的身体被受过训练的军犬撕咬过，连虱子都嫌弃他干瘪的身体，他就到了解脱之时，也就是即将面临死亡。如此看来，究竟哪个是更幸运的呢？对我们的父母、孩子和兄弟来说，你会让他们站在右边还是左边呢？

当运送被驱逐者的车辆到达时，负责筛选的党卫军在车厢前面站成一排，专门挑选侏儒和双胞胎。有些母亲希望自己的双胞胎孩子能够受到优待，十分愿意将孩子交给党卫军。当知道双胞胎会备受青睐之后，成年的双胞胎都会主动站出来向党卫军介绍自己，侏儒亦是如此。他们和普通人群分开，在右边集中排列。他们还是可以穿着原先的便服，党卫军将他们带到经过特殊设计的营房，他们在那里受到优待。吃饭和睡觉的条件都极为不错，卫生条件也比别人好得多。

他们所在的营房是 F 营 14 号营房，看守他们的警卫将他们带入吉卜赛实验营，之后他们需要接受所有必须经历的医学检查：验血、腰椎穿刺、同自己的同胞兄弟交换血液，以及其他一系列检查项目。人们因为经历如此多而复杂的检查而变得沮丧且疲惫。一位名叫迪娜的布拉格画家比较研究了双胞胎的人体构造，包括对头骨、鼻子、耳朵、嘴巴、手脚等方面。每一幅关于个人特征的素描会被分类放置在不同的文件夹中，这样做是为了方便快速查找。这些文件夹有助于直接查看这项研究的最终结果。侏儒的操作形式亦是如此。

之前提到的实验形式，医学术语称为"活体实验"，也就是在活人身体上进行医学研究。如果实验对象不是双胞胎的话，活体实验可以说难以取得好结果。基于各种不确定的因素，活体实验结果或许达不到局部实验的效果。当双胞胎研究进行到最关键的阶段，即对双胞胎进行病理学和解剖学的对比研究时，活体实验便获得了成功。双胞胎实验存在一个问题，就是要比较双胞胎健康的器官和功能有问题的器官，或者比较他们的疾病，对于该研究，对于所有病理性质的研究，尸体都是十分重要的。因为需要同时将两具尸体解剖开来进行比较研究，所以双胞胎就需要同时死亡。换句话说，双胞胎们会在奥斯维辛集中营 B 营中死于门格勒博士之手。

纵观世界医学的历史，这种现象是独一无二的。只有双胞胎在同一时间死去，才可以在同一时间解剖两具尸体。一般来说，双胞胎在同一时间且同一地点死亡的概率是十分低的。双胞胎的生活通常会形成两种不同的生活轨迹。他们生活的地方相隔很远，并且极少会同时死亡。

双胞胎死亡的情况或许是，一个人在 10 岁时死去，另一个则在 15 岁时死去。这样的话，是不大可能进行比较解剖的。但是在奥斯维辛的双胞胎有几百对，故而有几百次机会进行同时解剖研究。难怪门格勒博士会在卸货坡道进行筛选时，从被驱逐者中单独挑出侏儒和双胞胎们。难怪这两类特殊群体会被分在右边一栏，得以暂时活了下来。难怪他们生活的地方比别人更干净卫生，不用担心食物和睡觉，这样他们就不会相互传染疾病，不会造成死亡时间不同，因为必须要保证他们有健康的身体，在同一时间死亡！

我接到特遣队队长的通知，一个党卫军警卫和一支运送尸体的特遣小分队正在焚尸场的大门处等着我。我往他们那里走去，因为他们不准进焚尸场。警卫递给我一份和尸体有关的档案。这份档案是关于一对幼儿双胞胎兄弟的。另外一队特遣队全都是女性，她们将包裹着的棺材放在我的面前。我将棺盖打开，里面是一对 2 岁的双胞胎。我的两个助手在我的指派下抬起他们的尸体，将其放在解剖台上。

我迅速地将档案浏览了一遍。这份档案是一份极为详细的临床检查报告，里面有 X 光片、解释和画家的素描，从科学层面表明了两个双胞胎小孩的区别。报告缺少的只有病理学检查报告，而我就是需要补充这份报告的人。双胞胎在同一时间死亡，这个时候他们在这张大号解剖台上并排躺着。现在就要借助他们或者说是他们的身体来解开人类繁衍生息的奥秘。此项研究的目的是实现一个"崇高的理想"，也就是进一步解开日耳曼高贵种族繁衍生息的奥秘，助他们早日统治这个世界。如果此研究获得成功，德国的母亲怀上双胞胎的概率就会大大提高。这个被第三帝国那位疯狂理论家所提出的研究实在是太疯狂了。门格勒博士作为奥斯维辛集中营的主治医师，接手了这项研究，成为臭名昭著的"死亡天使"。

"罪犯医生"是最恐怖的身份，因为它夹在犯罪者和作恶者之中，尤其是当他拥有了很大权力之后。门格勒博士获得了生杀予夺的大权，宣判了几百万无辜人的死刑，只是因为他认为他们是劣等人种，对人类有害处。我就这样和这个"罪犯医生"相处了很长一段时间。有时他在观察显微镜，有时他在使用试管或消毒炉，有时他也会耐心地在解剖台旁边站着。白大褂上布满了血点，他像着了魔似的用那双满是鲜血的双手检查、进行实验操作。短期的目标是令日耳曼民族可以得到大量繁衍，终极目标是繁衍出足够多的纯种日耳曼人，来代替波兰人、捷克人和匈牙利人——那些人肯定会被灭绝，但是现在他们还在自己的领土上生活着，而那些领土对第三帝国来说极为重要。

我对双胞胎的尸体进行了解剖，结束之后，写了一份常规的解剖报告。我兢兢业业地做着自己的工作，受到了上级的称赞。但是，当他看到我的解剖报告时，遇到了一点麻烦，因为我写的单词都是大写的，我是在美国学习时养成了这个习惯的。因此，我对他说，如果他希望得到一份干净清晰的报告，就得给我一台打字机，因为我早已习惯用打字机进行工作。

他问我："你平常用的打字机是什么牌子的？"

我回答道："奥林匹亚精英牌的。"

"好啊，我明天会送一台给你。我希望报告是干净清晰的，因为你所给的报告会寄往柏林－达勒姆生物和人种研究所（Institute of Biological，Racial and Evolutionary Research at Berlin-Dahlem）。"

所以，此时我才知道这里的研究成果会被送往最高医疗机构进行检验，那里是闻名四海的科学研究所之一。

翌日，我收到了一台"奥林匹亚"牌打字机，是一个党卫军送来的。我也开始接收到越来越多的双胞胎尸体。我曾经接收过 4 对吉卜赛营的双胞胎，他们死亡时连 10 岁都不到。

我对其中一对双胞胎开始进行解剖，还记录下了每一个工作步骤。我打开了颅骨，取出并检查了大脑和小脑。接着，打开胸腔，将胸骨取出。然后，我在下巴下方的切口那里把舌头切除。接下来依次是食道、呼吸道和肺。我将各个器官冲洗干净，继续进行仔细观察。最轻微的颜色和最微小的斑点上的差异都能够提供有价值的信息。我在心包膜上切了一刀，做横向切法，将体液放出。然后，我取出心脏进行清洗。我用双手翻来覆去地检查。

我应该没有看错，在左心室外膜上有一个由于皮下注射而产生的一小片淡红色的斑点，和四周组织的颜色并没有太大的差别。当时注射的针头很小，肯定是皮下注射针。为什么会对他进行注射呢？唯有在极为紧急的时刻，比如突然心跳停止，才会直接进行心内注射。没多久，我便知道了原因。我开始在心室那里进行解剖。通常情况下，左心室内部的血液需要放出并进行称重。以现在的情况来看，血液已经凝结成结实的血块，因此不能用这个方法了。我借助钳子取出血块，用鼻子闻了闻，氯仿[1]那特殊的的气味令我震惊了。受害者被注射了一针心内氯仿，心脏内部凝固的血液在瓣膜上堆积，心力衰竭，令小

---

[1] 氯仿，即三氯甲烷，有麻醉性及毒性。——译者注

生命立刻死亡。

我发现了第三帝国医学界的惊天大秘密，我的双腿开始颤抖。他们不但用毒气杀人，还通过心内注射氯仿来杀人。忽然，我感觉自己的头上开始冒冷汗。幸亏这个时候解剖室里只有我一个人，如果别人也在这里，我或许无法掩饰自己的震惊。我结束了解剖，一一记录下我所发现的不同之处。但是，我刻意忽略了氯仿、左心室凝固的血块和心外膜上显现出的针刺痕迹，没有记录下关于这些的内容。这么做才是谨慎且对我不会造成危害的。

我的手上拿着门格勒博士所需要的双胞胎尸检报告。它包括了之前提到的 X 光片、详细说明和画家的素描，但是它并不包括死亡情景及死亡原因。我也未在解剖报告的"死亡原因"一栏中填写任何信息。知道了不应该知道的事情或是联系起全部证据都不是明智的做法，在这里更甚。我并不是胆小怕事之人，而是希望做事小心。在我的医疗生涯里，我常常是揭露真相的那个人。我见过各种类型的尸体，因为嫉妒、仇恨和功利而导致的自然死亡、自杀和暗杀。绝大多数情况下，我会被自己的发现所震惊，但是现在我却感到毛骨悚然。如果门格勒开始怀疑我得知了其实验秘密，那么他就会以党卫军政治部的名义指派 10 个医生，让我彻底消失。

我在接到命令之后把尸体交还了特遣队，他们需要将尸体焚化。他们立刻就执行了任务。我需要保存好每一个有可能让人产生科学研究兴趣的器官，门格勒博士或许会对它们进行检查。或许令柏林－达勒姆研究所感兴趣的器官全部会被浸泡在福尔马林溶液中做成标本以供研究。这些标本会在精心包裹之后送去研究所。包裹上会被盖上"军事物资—加急"的邮戳，并且是以最高优先级别进行寄送。在焚尸场工作的那段时间，我知道有无数的这种包裹被寄送过。我收到的答复指令，是详细的说明或精确的科学观察。我专门建立了文件档案，对这些不同答复进行分类。柏林－达勒姆研究所的主管常常因为这些珍贵且稀有的标本而对门格勒博士表示由衷的感谢。

我解剖了另外3组双胞胎，斟酌之后，将发现的异常现象记录下来。这3组病例的死亡原因也和先前的相同，都是进行了心内氯仿注射。

在这4组双胞胎之中，其中3组双胞胎的眼球颜色不同。一个眼球是棕色，另一个为蓝色。这样的现象在非双胞胎的人身上极为普遍。但是在这个案例里，我注意到8个人里有6个人的眼球颜色不同。我被这种异常现象所吸引。这种现象的医学术语称为"异色"，意为不同的颜色。我取出眼球，然后浸泡在甲醛溶液里，为了防止搞混，我精确地记录下了各自的特征。当我检查这4组双胞胎时，我发现了一个奇怪的现象。当取走颈部的皮肤时，我发现在胸骨正上方有一个坚果大小的肿瘤。

我用钳子按压住那个位置，发现里头充满了浓稠的脓液。基于我所知道的医学研究，这种在医学界熟知的罕见特征可以表明这是遗传性梅毒，也被称作"杜布瓦瘤"。在进一步检查之后，我看到4组双胞胎的每一个人身上都有这样的情况。我将肿瘤和其四周的健康组织一并切下，放置在另一罐甲醛溶液里。我还在其中两组双胞胎的身体上看到了活动性空洞型肺结核的证据。我在解剖报告上记录了我的发现，依旧没有填写最上面的"死亡原因"那一栏。

下午，门格勒博士过来看望我。我把一上午工作的详细记录和解剖结果的报告交给他。他坐了下来，认真地阅读报告里的每一个病例。他对眼球的不同颜色产生了很大的兴趣，当他看到发现杜布瓦瘤时，兴趣更浓厚了。他示意我将解剖报告和这些标本一并寄往研究所。他还指导我怎样去填写我空着没填的"死亡原因"那一栏。我需要自己去判断并决定填写什么死亡原因，唯一的条件就是要保证每个病例的死亡原因不一致。但是，紧接着他就面带歉意地说，就像我看到的，那些孩子都因为梅毒和结核而死，不管怎么样都活不下去了……之后他再也没有提到这件事情。

他已经说了很多关于这件事情的话了。他向我解释了这些孩子的死亡原因。我控制住自己的情绪，没有说什么话。但其实我早已知晓，医生并没有用任何药物去治疗那些孩子的梅毒和肺结核，而是注射了氯仿。

当我想到自己在这段时间里已经知道了这么多秘密，还有我必须面对那么多不想见到的东西直到我命定的时刻，我整个人就害怕得直打哆嗦。从我来这里的第一刻起，我就感觉自己变成了一个活死人。可如今，当我知道了那么多惊天大秘密之后，我确信自己绝不会活着走出这个地方。不管是门格勒博士还是柏林－达勒姆研究所，他们会让我活着走出这个地方吗？

09　穿颈而入的子弹

　　时间已经很晚，天色逐渐变暗了。门格勒博士已经离开，我还在解剖室内整理着思绪。我将解剖尸体的工具一件件地整理好，洗净双手，走入工作室，点上一根香烟，想要获得片刻的宁静。忽然，我被一声尖叫惊了一下。随后，又传来砰的一声，好像什么东西摔到地上。我的神经紧紧绷住，认真听着接下来会发出怎么样的声音。然而，1分钟都不到，我再次听到了尖叫声、滴答滴答和落到地上的声音。我数了一下，一共传来了70次声音，都是先出现尖叫声和滴答滴答的声音，再出现掉到地上的声音。慢慢地，沉重的脚步声消失了，只余下一片寂静。

　　刚刚那件血腥的事情就发生在解剖室的旁边。走廊可以通向那个地方。那里几乎没有光，水泥地面，窗户上安装了护栏，从窗户那里看过去，可以看到后院。我将那个地方当作储藏尸体的房间，尸体在解剖之前会先在那里暂时存放，待解剖结束后再放回那里，一直等到尸体需要焚化。集中营里女性的常用物品在门口堆放着，有穿过的衣物、破烂的木鞋、戴过的眼镜和面包渣。当我听过之前的那些尖叫声之后，便开始准备面对某件恐怖的事情了。我走进那个房间，快速看了一下周围。我的眼前是一个吓人的画面。地上是 70 具赤裸女人的尸体，她们的鲜血流了一地，房间里一片狼藉。

我的视力逐渐在昏黄的灯光中恢复，此时我惊讶地看到躺在地上的女性中还有人活着，其中一些人还在呼吸，慢慢挪动着腿和手臂，目光无神，她们想要将自己的头从血泊中抬起来。当我扶起几个存活者的头时，我一下子意识到，集中营的杀人方式除了用毒气和注射氯仿，还有另外一种，就是从人的颈后部射入子弹。我从她们的伤口判断，党卫军使用的是 6 毫米口径的子弹，无子弹出口。在我初步观察下，那应该是一种软铅子弹，因为只有这样的子弹才可以射入人体而不穿透。

但不幸的是，我发现了这个秘密，我能够立刻想到所有可能出现的可怕情况。丝毫不奇怪，不管是什么情况——就算在不到 1 米处的地方被击中，并射中脊柱，这样的小口径子弹也不会立即致人死亡。我通过皮肤表面产生的火药灼伤判断出了这一点。在一些情况下，子弹或许会发生些微的偏离，不会令人立刻死亡。

我发现了这一点，但没有多加思考，我担心控制不住自己的情绪。我走到院落，向一个特遣人员询问那些死去的女性是从什么地方来的。

他回答我说："她们原本是在 C 营的，每天夜晚，一辆卡车就会运送 70 个人过来。每个人都会被杀死，就是在脖子后面来上一枪。"

我的大脑有些眩晕，惊讶得不知该说些什么。我在碎石小路上往前走着，这条路把焚尸场里保养很好的草坪分成两半。我呆呆地看着前面正在点名的特遣队。今晚的警卫没有任何不同。今天的 1 号焚尸场也没有工作。我将目光转向其他三座焚尸场，火焰和烟气从那一个个的烟囱里不断往外冒，一如往常。

现在还没到吃晚饭的时间。特遣人员拿起足球，在操场上排好队，分成党卫军和特遣队两队。两队人马在操场的两边分别站着。他们开始踢足球，院落里充满了爽朗的笑声。观众也开始兴奋起来，为双方的队员加油助威，仿佛这个地方是某个和平城市的运动场。恍惚间我记录下了这一切。比赛还未结束，我便回到了自己的房间。吃完晚饭，我吃了两粒 10 毫克的安眠药，进入了梦乡。我十分需要快速入睡，因为我感觉自己的神经已经紧绷到了极致。这个时候，安眠药对我来说是最好的东西。

10　新来的特遣人员

　　早上，我醒来时有一种宿醉的感觉。我到旁边的房间冲了一个澡，洗澡水是维斯瓦河冰凉的河水。我整整淋了 30 分钟，慢慢从疲劳的状态中恢复过来，前一晚吃安眠药所带来的迟钝感也逐渐消除。

　　我们受到了德国人多么好的照顾啊！他们建造了可以容纳 10 个人的华丽的浴室，铺着发光的瓷砖，专供特遣人员使用。专门搬运尸体的特遣人员需要频繁清洗，他们一般需要每天洗两次澡，我们都对这个规定很开心。

　　我查看了一下医疗包中的物品。这是一个特遣人员从储藏室里拿出来给我的，或许它本属于我的一个医生同行，他进行过多次检查，将衣服和医疗包留在脱衣室，然后进了毒气室。医疗包里面装着一个血压计、一副听诊器、几支注射器和一些其他必要的药品及设备，还有很多在紧急注射时可用的安瓿瓶。对于能够拥有这个医疗包我很高兴，因为我知道在今后的工作中、"拜访"中我会用到它。对特遣队来说，"拜访"意味着要在4座焚尸场之间奔走。

我从我自己所在的这个焚尸场开始，先到了党卫军生活的地方，打算检查一下每一个见到的人，总会有那么一些人的。焚尸场的人时不时地会装个病，希望能让自己休息一下，暂时从让人耗费精神的工作中脱离出来。有时，有些人确实生了重病，但我并不认为照顾他们是费力的事，因为我们的药品足以媲美柏林储存最丰富的药房。

一支专门的特遣队的任务是检查那些放在毒气室外面大堂中的行李，在将鞋子和衣服运走之前收集全部药品。之后，他们将这些收集来的药品交给我，我便按照它们的种类和用途进行分类。这并非一件简单的事情，人们从欧洲各地来到奥斯维辛，他们带来的药品上自然标注着他们各自国家的语言。因此，我看到过用荷兰语、捷克语、波兰语和希腊语写的标签，我需要将其一一翻译过来。另外说一句，在带到奥斯维辛的药品中，各种类型的镇静剂是其中数量最多的。镇静剂用来镇静那些被迫害的欧洲犹太人的神经。

我"拜访"完党卫军之后，便去了楼上特遣队的生活区，进行一些擦伤和割伤的处理，司机身上常常见到这样的伤口。特遣人员很少会患上器质性疾病，他们穿着干净的衣服，睡着崭新的床铺，吃得也很好，甚至可以说是极好。另外，他们都是被挑选出来的身体很强壮的年轻人。但是，他们的确慢慢出现了神经紊乱的情况。因为他们知道自己的妻子儿女、父母亲人甚至整个民族都死在了这里，他们心理的压力肯定很大。一天又一天地过去，他们搬运了成千上万具尸体，将他们运送至焚尸场，之后亲手将尸体放入焚化室。最后，他们就患上了神经性抑郁症，还伴随着神经衰弱。这里的每一个人心里都有悲伤，也都对未来充满了绝望。特遣队的未来受到了明确的时间限制。从 4 年痛苦的经验来看，他们离死亡只剩下 4 个月的时间了。当时间到了之后，便会出现一队党卫军，然后特遣队的所有人都会被赶到焚尸场后面的院子。

随后响起一阵机关枪扫射的声音，30 分钟过后，新的一批特遣人员就会到达。他们脱下尸体身上的衣服，等 60 分钟过后，只留下一大堆骨灰。每个特遣人员的首次任务便是焚化前任特遣人员的尸体。之前当我"拜访"时，经常会被人拉到旁边，向我讨要一种能快速致死的毒药，我总是拒绝他们。但是今天，我答应了。他们都离开了人世。他们死得那样快速决绝，他们的死并不是因为自己选择自杀，而是由于纳粹刽子手的摧残。

11 焚尸场真相

接下来，我又去"拜访"了 2 号焚尸场。这个焚尸场和 1 号焚尸场是分开的，两者之间有条小路，还有一个铁道沿线的犹太人"卸货坡道"。两个焚尸场的建造目的是一样的，唯一的不同是这个地方没有解剖室，取而代之的是一个铸金厂。此外，生活区、脱衣室、毒气室和焚化室的配置完全一样。

从 4 个焚尸场里收集到的金牙和镀金的假牙架，还有被驱逐者的大小行李箱、衣物口袋甚至他们身上所找到的首饰、金币、宝石、手表、铂金、金质香烟盒和任何一件贵金属制成的物品，都会被送到铸金厂里。经过一系列消毒流程，全部物品会被排序和分类。贵重的宝石会单独存放，镶嵌着宝石的卡托会送往铸金厂。铸金厂再对送来的金牙和首饰进行熔炼，随后得到重达 65 磅到 75 磅的纯金。

熔炼时，会使用直径约为 5 厘米的石墨坩埚。熔炼后会形成一个金质圆柱，其重量可达 140 克。因为我曾多次在实验室里对它们进行精确测量，故而很清楚它的具体数据。

一些医生在尸体被送去焚化前会拔出他们的金牙，但没有将那些贵重金属扔进满是酸性溶液的桶里，而是将这些金属收集起来。这些来路不明的宝物中的一部分会被党卫军警卫拿走，有时只有一些，有时数量也会很多。缝在衣服隐形口袋里的珠宝和留在脱衣室的金币也是如此，检查他们行李的特遣人员会将其拿走。这个做法有一定的危险性，因为党卫军无处不在，他们紧紧盯着这些新出现的宝物——它们都是第三帝国的。无须多说，他们十分关注这些黄金和珠宝。

一开始我并不知道事情的来龙去脉，从道德和公平的层面来看，特遣人员发现的宝物，理应属于他们。但是过了几天，我慢慢了解了情况，如果这些物品一定要属于某个人，我更赞成这些东西由特遣人员所拥有，因为发现这些宝物完全是靠他们的运气。

特遣人员也将他们偷藏起来的黄金送去铸金厂熔炼。虽然监管很严格，但还是有办法将手上的东西转交到金匠那里，然后将 140 克"金币"取回。特遣人员希望将这些金币流转出去，抑或用它来换一些需要的东西，可那相当困难。没有人想将这些金币囤积起来，因为他们心里很清楚，4 个月的时间到了之后，他们就会被处决。然而，对我们来说，4 个月的时间真的很漫长。特遣人员早已被宣判了死刑，还需要一天天地做着辛苦的体力劳动，这将会磨灭每个人的灵魂和肉体，就算是再强壮的人也会逐渐走向崩溃的边缘。因此，轻松安逸地过好当下的每一天是很有必要的，即使是只有几个星期的时间，只要你有钱，就算是在焚尸场，你也可以拥有稍微舒服些的生活。

故而，第一支特遣队在任时，就出现了交换单位——140克的金币。现在的第十二支特遣队还是沿用着曾经的这个交换单位。金匠没有直径更小的坩埚，因此，无法制作出更小单位的"金币"。

焚尸场的物品和我们日常生活所说的"价值"不同。每个用金币来换取东西的人都需要以自己的生命作为代价，而提供交换物品的另外一方也同样要冒生命危险。特遣人员需要的物品无法在集中营获取，那么，他就要躲避党卫军设下的路障和检查点，返回时还需要带走交换而来的金币。这样的来回路程需要经过层层筛查。

当交换金币时，特遣人员的口袋里装着金币，但是他最远只能到达焚尸场的大门口。金币会在那里进行转移。拿着金币的人走过去和正在值班的党卫军警卫聊会儿天。随后，他就转身走几步，慢慢走开。焚尸场门口的一段铁轨上有一支由20到25个波兰人组成的劳动小分队。当他们看到特遣人员做出了手势，这个小分队的头头便会走过来，用一个包裹严实的麻布袋换走包在纸里的金币。而这个装着所需物品的麻布袋则被安全地转移到了焚尸场。

特遣队员进入大门旁边的警卫室，从麻布袋中拿出一瓶白兰地和大约100支香烟。党卫军警卫进入之后，快速地把白兰地和香烟放进口袋。他肯定是高兴的，因为每个党卫军警卫每天只能分到两支香烟，酒是不会有的。但是在集中营，这两样东西可谓必要的需求。不管是特遣人员还是党卫军警卫，每天的烟酒消耗量很大。

其他一些必要的物品，比如鸡蛋、火腿、黄油和洋葱，亦是用这样的途径运送进来的。被驱逐者的身上可找不到这样的东西。因为金币的收集是大家共同努力的结果，所以交换而来的物品也会采用集体分配的方式。因此，焚尸场全部特遣人员和不劳而获的党卫军，都会获得充足的食品和烟酒。整个交易的过程，每个人都在装聋作哑，因为每个人都有利可图，故而交易行为一直持续着。特遣人员单人出手时，焚尸场任何一个党卫军或许都会被贿赂。他们并不相信自己人，但是却相信特遣人员一定不会背叛任何人。所以，食品和烟酒会经过一个"可靠的"特遣人员的手转交给党卫军警卫。

按照原来的交易路线，另外一名铁路工人每天会把第三帝国的官方报纸《人民观察家报》（*Volkischer Beobacher*）送至焚尸场。每个月的订阅费用是一个 140 克金币。任何一个送报员都理所当然地拿到这个报酬，因为他每个月需要冒 30 次生命危险将报纸送到集中营。

到达焚尸场后，我第一次收到了这种报纸。我找了一个安全的角落，看完报纸，将那天的重要新闻告诉一个犯人办事员，他再把我告诉他的内容传达给其他囚犯。不用太长时间，每一个人就都知道了最新的当日要闻。

特遣队是一支精英队伍，有着备受瞩目的特权和优势。营地中的犯人则与他们形成了鲜明对比。那些犯人生活的环境极为脏乱，满是虱子等小虫子，他们因为饥饿而变得疯狂，即使是为了一小片面包或者土豆，也会出现斗殴现象。和他们相比，特遣人员的生活真是极好了。在意识到这样的不平衡现象后，一旦有机会，特遣人员会竭尽所能地帮助自己的同胞，解决他们的温饱问题。

在过去的几天时间里，一支由 500 个修路工人组成的妇女特遣队在焚尸场门口附近的地方干活。她们处于两个党卫军警卫和 4 只警犬的监视之下。她们在搬运修路所需的石头。在得到焚尸场警卫的许可后，几个特遣人员走到看管妇女特遣队的警卫那里，塞给他们每人几包香烟。随后，三三两两的妇女搬运着石头朝着我们这边的大门走过来，似乎她们就是需要将石头搬运过来。她们迅速地拿起我们为她们准备的衣物，同时也拿到了烟、培根和面包。特遣队中的其他人分别拿到了自己的东西。她们不会偏袒某个人，我们队伍和对方队伍是互不认识的。当拿到她们的"礼物"后，她们喜不自禁，返回继续干活。翌日，又来了一队新人干活，还是重复相同的行为。

焚尸场那个巨大的储藏室里，无数的衣物和鞋子需要被运走，我估计有上千个女犯人以这样的方式获得了特遣队的帮助。我也帮了一些忙，把维生素片、磺胺类药品、碘酒、绷带和其他我认为有用的医用物品装进口袋，然后交给从这里经过的女犯人。分发完之后，我返回房间继续装药。这些药品，对拿到它们的人来讲，或许就是生与死的区别，又或许可以稍微减轻一些她们的痛苦。

我去了 2 号焚尸场之后，又前往 3 号和 4 号两个焚尸场。我发现 3 号焚尸场的特遣队成员绝大多数是希腊人和波兰人，还有约 100 个匈牙利人。4 号焚尸场的特遣人员大多为法国人和波兰人。

每一个死亡工厂都在拼命运转。犹太人的"卸货坡道"被分为 4 个部分，好像互相关联的 4 根手指，又好像一些被河水冲积而成的三角洲，受害者在那里又愤怒又疯狂，但还是被赶上了死亡之路。我恐惧的是，这样的罪行是那么有秩序，如机器般精确，仿佛这些工作会在这里永远地进行下去。

我思索着，如果我将来能够活着走出这个地方，讲述我所见到和所经历的一切，有没有人会相信我呢？事实面前，语言和描述是那么的苍白无力，我无法将当时的真实画面还原在人们的眼前。因此，我尽全力将我脑海里的画面和记忆在内心深处里的事物描述出来，但是还是没有起到什么作用。在我今天巡视完 4 座焚尸场之后，我开始有些泄气了。

12　法医的外衣

我把手搭在一本法语词典《拉鲁斯词典》（*Petit Larousse*）上面。我借助书中的地图，找到了报纸新闻里提到的几个地方。我一个人在房间里研究了一下东部和南部的战争情况。突然，耳边传来一阵沉重的脚步声，是廊道那里的声音。我立刻翻动书本，烦躁地朝门口看了看。焚尸场的指挥官走了进来，通知说下午两点钟会来一些重要的委员会成员，我需要在解剖室准备好，迎接他们的到来。

委员会成员还未到，先来了一辆柩车，车门紧紧地关着，盖了层黑纱。一个党卫军上尉躺在里面。我让人将他搬到解剖台上，没有脱光衣服，还是保持刚送来时的样子。

之后，委员会成员按时抵达了，他们都是高级官员，穿着极为讲究，其中包括一个党卫军军医上校、一个军事审判员、一个军事法庭记录员和两个盖世太保。过了几分钟，门格勒博士也来了。我请他们在房间里坐下。他们简短地讨论了一会儿，盖世太保在谈话时仔细讲述了有关他们这名同事死亡的一些情况。

他受到了枪击，说明他也许死于谋杀或暗杀。我排除了自杀这个选项，因为死者被发现时，他的左轮手枪还在枪套里。如果他是被人谋杀的，他们相信凶手或许是某个同事或是和他有冲突、矛盾的下属。但是暗杀的可能性更大，在波兰城市格莱维茨（Gleiwitz）和周边地区，这是较为常见的现象，游击队经常在那里出没。

验尸是为了确认子弹射入时的方向、暗杀所用枪支的具体口径和特征，还有射程。当时，因为格莱维茨没有人可以充当验尸官，所以尸体需要运到奥斯维辛来进行检查。格莱维茨和奥斯维辛相距只有40公里，而奥斯维辛是距离最近且最令人满意的验尸地点。

他们讨论时，我站在远处观察着他们，十分耐心地等待着门格勒博士的吩咐，就像每一个集中营犯人那样静静地守候着。

自从进入集中营之后，我从来没有想过我会接触到一个党卫军军官的尸体。我从未想过我会对他进行尸检。这是因为就算我在一个被叫作"自由城市"的地方，还是存在禁止我为基督徒提供医疗服务的种族法律，或者说得更准确些，禁止为雅利安人提供医疗服务。故而，当门格勒博士转身对我说让我进行尸检时，我的内心无比惊讶。

首先，我需要将尸体的衣服除去，这并不简单。单是将其军靴脱下就要用到两个人。因此我招呼我的助手来帮忙。脱去衣服之后，委员会成员们开始热烈地交谈起来，完全忽视了我和我助手的存在。

当我将第一个切口切开时，我感觉自己已经战胜了自卑和恐惧。

然后，我迅速且准确地切开了颅骨外的皮肤，从面部将一半的皮肤揭开，再从脑后将另一半皮肤揭开。下一步更难了，我需要用工具将颅骨锯开，取下头盖骨。我基本上是照着规定的步骤，用正确的顺序一步步解剖下去。

接下来，我需要检查两个弹孔的时间。如果子弹已经穿透了身体，那么肯定会出现两个弹孔，一个是射入时产生的，一个是穿出时产生的。一般来说，医生可以轻易地分辨出来，因为射入孔总会比穿出孔小。但是这具尸体上的两个弹孔的大小一模一样，一个在靠近肩胛骨的上缘，另一个在左侧乳头下方。

事情还远没有得到解决，所以，目前的情况引人关注了。究竟什么原因令死者产生完全相同的伤口呢？门格勒博士更倾向死者是被射击了两次，一次从前面射入，另一次是从后面射入。这样的想法很好理解，就是说这个党卫军在第一次被击中之后倒在了地上，之后又被人打了一枪，两次射击行为都没有将其身体射穿。为了证实这个想法，我需要研究一下子弹的弹道，抑或两颗子弹的弹道。我观察到穿过左侧乳头下方的那颗子弹一直穿过了心脏，从脊柱左侧的边缘擦过，之后成 35 度角继续往上运动，一直到达肩胛骨的上缘，当这颗子弹离开身体之前，已经有些破碎了。

现在可以确定了。打死这个党卫军的人只用了一颗子弹，而且是从正面射杀的。弹道轨迹从下而上地运动，然后以 35 度角的方向继续向后运动。因为子弹擦过脊柱，切下肩胛骨上缘的一部分，肯定会受到一定阻碍而减慢速度，当它用尽能量离开人体，就出现了大小完全相同的弹孔。另外，还有一个问题是，谁会以 35 度角自下而上地进行倾斜方向的射击呢？除非是凶手迫使党卫军的双手举过头顶。因此，我认为凶手是在党卫军正面射击的，这个时候，枪支是从同一高度向上方瞄准的，也是近距离的射击，很有可能凶手前面有一个障碍物挡着，手枪很难举高。这些事情需要验尸官得出结论。

我心里感觉到委员会成员对我的解释很满意，因为他们表示之后所有需要进行尸检的案例都会送到这里。在他们看来，这是一个符合要求的安排。所以，我因这次尸检而成为集中营的验尸官，专门负责在格莱维茨发生的所有和法医相关的事情。

13　火葬柴堆

有一天一大早，我接到一个电话，命令我立刻到焚尸场的"火葬柴堆"，让我把在那里收集到的所有药品和眼镜带回 1 号焚尸场。那些东西经过排序和分类之后会被送往德国的各个地方。

火葬柴堆在离 4 号焚尸场 500 至 600 米的地方，就在比克瑙（Birkenau）[1]那一小片白桦林的后面，一片松树环绕的空地上。它位于集中营那片带电铁丝网的外侧，在第一道和第二道防线中间。我从来没有获得过许可去营地之外这么远的地方，因此我向上面申请了由指挥部签署的书面许可证。因为我一个人无法将这些东西搬回焚尸场，所以他们一共发了三张安全通行证给我和我的两个助手。

---

[1]　比克瑙（Birkenau）：奥斯维辛集中营周边最大的集中营。1941 年在奥斯维辛集中营附近建成，也被叫作奥斯维辛 2 营。这个地方关押着奥斯维辛营区大多数犯人，包括波兰人、德国人、犹太人和吉卜赛人。——作者注

　　远远看着前方，有浓浓的烟雾不断螺旋上升，我们出发了。无论是在夜晚还是在白天，集中营的任何一处都能够看到这些浓烟，所有不幸被带到这个地方的人，当他们从车厢下来、按规矩排好队等待筛选时，就能见到这浓厚的烟雾。白天，比克瑙的天空会被这些浓烟所覆盖，到了夜间，整片集中营就会因它那地狱般的焚烧而呈现出一片红彤彤的景象。

　　我们沿着脚下的路走出焚尸场。向党卫军警卫出示安全通行证之后，我们从铁丝网上面的一个出口出去，走上一条宽阔的道路。旁边的村子十分寂静，看过去好像一张翠绿色草地的拼接画。但不一会儿我就注意到，第二道防护线在约 100 米外的地方，警卫们有些懒散地在草地上躺着，有些则坐在他们的警犬和机枪旁边。

　　我们从空地走过，抵达这片小小的松树林。用铁丝网组成的大门和围栏再次挡住了我们的去路。我们看到了那里挂着一个警示牌，如同焚尸场门口悬挂的一样，上面写着：

　　　　闲杂人等禁止进入，包括没有经过授权的党卫军！

　　即使警示牌这么写着，当我们进入时，警卫也并未让我们出示通行证。这是因为在这里值班的警卫是从焚尸场来的，在火葬柴堆干活的 60 个特遣人员也从 2 号焚尸场而来。现在是白天的值班时间，他们从上午 7 点钟开始干活，一直干到下午 7 点。到了夜间值班时间还会有 60 个特遣人员从 4 号焚尸场过来交接工作。

我们走出大门，便来到一处开阔的地方，看上去好像一个院落，中间有一个小屋，屋顶上苫着茅草，墙上的石膏已经脱落了。这是一座典型的德国乡村房屋，木板钉在窗户上面。实际上随着时间的推移，它的茅草屋顶已经变黑了，外墙墙皮也因为多次翻新而一一剥落，那座乡间小屋一定已经超过了 150 年。

德国为了建造这里的集中营，已经征用了奥斯维辛附近的所有村庄，改名为比克瑙。除了我们面前的这个小屋，德国军队已经拆除了全部房子且疏散了村民。

那为什么会留下这座房子呢？是打算在这里居住吗？如果是这样，房子里面必定会有一些隔间。或是将大房间维持原先的状态，将它用作储藏室或修理厂？我一直这么思考着，但是并不知道其中真正的原因。不管怎样，它现在被用作脱衣室，给那些去往火葬柴堆的人使用。在这个房子里，特遣人员会将死者的破旧衣物、眼镜和鞋子一一脱下。

在"卸货坡道"被选到左边一列的犹太人就来到了这个地方，也就是说，4 个焚尸场都没有他们的位置了，他们就连死都只能接受最差的处理方式。他们在这个地方无法解决喝水的问题，因为这里没有水龙头。他们也不会因为看到某个虚假的告示而减少内心的担忧，这里也没有伪装为消毒室的毒气室。只有那样一栋小屋，一栋苫着茅草、黄色外墙的小房子，窗户全部被木板钉死了。

房屋后面的巨大烟柱一直冲向天空，不断冒出肉体和毛发烧焦的气味。5000 个惊恐的灵魂聚集在院落里。党卫军用皮带牵着警犬，将他们紧紧围在里面，像是坚固的警戒线。每次有 300 到 400 个犯人被赶进脱衣室。党卫军用警棍不停地敲打他们的身体，他们被迫脱光衣服，从房子的另一扇门走出，在前面走着的人要不停地给后面的人腾出空间。当他们走到门口，还未来得及看清四周的环境，还未察觉到自己所处环境的恐怖程度，就立刻被一个特遣人员牢牢抓住手臂，随后被夹在两排党卫军中间，从蜿蜒的小路向前面走去，小路两边是树林，他们走得很急，不一会儿就抵达了火葬柴堆，它被树木挡住了，隐藏在树林里。

火葬柴堆是一条壕沟，长约 45 米，宽约 5 米，深约 3 米，里面正在焚烧着许多尸体。党卫军站在壕沟旁边的一条小路上，每个人相隔 5 米，等待着他们的"猎物"。他们每人的手里都握着一把口径为 6 毫米的手枪，这就是在集中营颈后射击时所使用的。在小路的尽头处，两个特遣人员将受害者的手臂牢牢抓住，之后将他们拖到和党卫军士兵距离 15 至 20 米远的地方站好。枪声被他们害怕的哭声所掩盖。当受害者被射中颈部之后，不论这个人是否彻底死去，都立即被扔到壕沟里。50 米之外的地方，也同样进行着完全一样的场景。党卫军二级小队长莫勒（Molle）是这些刽子手的负责人。

我是这个场景的目击者，我还是一个医生，我发誓莫勒是第三帝国最冷血、最卑鄙且最邪恶的杀手，即使门格勒博士常常表示他是一个人类。在"卸货坡道"筛选时，一个年轻的女性渴求和母亲一同站在左边，他就粗暴地对那个女性咆哮，命令她回到原来的位置。1 号焚尸场的头号杀手二级小队长墨斯菲尔德（Mussfeld）如果看见受害者没有被一枪打死，他就会再补上一枪。但是这个二级小队长莫勒从来不会在这种小事上浪费时间。大多数人在这里还未完全死去就被扔进了火坑。如果特遣人员在从脱衣室到火葬柴堆的过程中因为某些原因慢了一会儿，那么整个节奏就会被打断，最后，党卫军士兵就需要多等待些时间才能等到下一批受害者的到来。

莫勒无处不在。他"孜孜不倦"地走过一个又一个的火葬柴堆，还会去脱衣室再折回来。大多数时候，被驱逐者在走向死亡时不会进行反抗。他们在知道自己将会面临的事情之后，由于过度惊恐和害怕而浑身瘫软。大多数的老人和小孩都会表现出这样的状态。然而，部分年轻人也会被送到这里，他们会用因绝望而产生的力量去本能地进行反抗。

如果莫勒正好见到了这个场景，他就会立刻打开枪套拔出手枪。枪声响了之后，一颗子弹便从约 45 米外的地方飞来，那个挣扎中的人会立即倒下。而这个时候，如果两个特遣人员还固定着其手臂准备送他去火葬柴堆，他肯定会瞄准手臂，脸上却不会有任何不满的神态，也不会提前发出任何警告。

当两个火葬柴堆一起运作时，一天就能焚烧 5000 到 6000 人。在死亡人数上，焚尸场确实更多，但是这个地方的恐怖程度是焚尸场的1000 倍，因为每一个人会死两回，先是被子弹射入后颈，再进行焚烧。

除了毒气杀人、氯仿注射、颈后射击这些杀人方式，现在我又得知了另外一种"组合"形式的杀人方式。

我收集了死者留下的所有眼镜和药物。忽然，我感觉有些眩晕，膝盖也因为激动而不住地颤抖。我开始向 1 号焚尸场走去，用门格勒博士的话来说，那里不是休养的地方，但至少在那里可以令人活得更像个人。当我看了火葬柴堆，我更加赞同他这个说法了。

我返回焚尸场后，并没有去处理那些眼镜和药物，而是走进了自己的房间，吃了一点镇静药物，接着倒头睡下。今天我吃了 30 毫克的镇静药物，希望它能够缓解我今天因看到火葬柴堆的景象而产生的不舒服的感觉。

14　对捷克营的清理

第二天上午，我醒来之后，希望知道新的一天会有什么残酷的发现。这里每一天都会出现不同的发现，比一个正常人所能预料到的事情更加恐怖。

一个消息灵通的特遣人员告诉我，集中营会进行严密的隔离工作。这就意味着没有人能离开营房。党卫军和他们的警犬在外面强力戒备着。今天，他们要去清洗捷克营。

捷克营中有 1.5 万名被驱逐者，他们是从特莱西恩施塔特（Theresienstadt）犹太人区过来的。这里和吉卜赛营一样，家庭氛围也极为浓厚。在刚到时，被驱逐者们没有经过"筛选"，他们就直接被送到这里住着。不管他们年纪多大，身体情况怎样，每个人都获准留下自己的干净衣服，和家人一起住着。他们能获得的物资不多，但是至少可以忍受。和其他营区不同的是，他们不用干活。

他们在那里生活了两年，一直等到死亡的那一刻。他们在集中营早晚会死，生与死在奥斯维辛只是时间的问题，没有人可以逃离这里。一辆车子慢慢地停下，里面装满了来自匈牙利的被驱逐者，在集中营里，他们被称为"货物"，有时会两辆车一起到达，将里面装着的犯人一一"吐出"。门格勒博士就开始对他们进行筛选。他像雕塑一样在那里站着，总命令被驱逐者去往左边一列。所以，整个队伍被快速送到毒气室或者火葬柴堆。

即使每天都会从更远的营地不断送来配给的物资，可隔离营、C营、D营和F营还是十分拥挤。老人和小孩在捷克营度过了两年的痛苦生活，变得十分虚弱。小孩已经是瘦骨嶙峋。年龄稍大的犯人，也因为身体虚弱而难以行动。老人和小孩因此需要腾出位子给后来者，这些后来者身体很好，可以干活。

在之前的几星期内，他们的情况变得越来越糟糕。当第一批匈牙利被驱逐者到来时，他们获得的配额物资就明显减少了。过了几个星期，新来的被驱逐者的人数越来越多，可以说是泛滥了，营地的管理者已经意识到他们的食物资源极为紧缺。依照惯例，他们的补救手段过激但有一定的成效：他们将整个捷克营的配给基本上切断了。

饥饿减少了犯人们的呻吟和喧闹。就在短短几天时间里，他们虚弱的器官已经全部衰竭。腹泻、痢疾和伤寒夺去了他们的生命。每天有50至60个人死去是很正常的现象。他们痛苦地度过了生命中最后的日子，那种痛苦难以用语言形容，一直到死神将他们带走。

一大早，集中营就通知关闭所有营房。几百个党卫军团团围住了捷克营，命令营地里的犯人排队站好。当被塞入车里时，他们因为害怕而哭喊的场景实在是令人惨不忍睹，他们已经在集中营生活了两年，对即将发生的事情已经不抱任何幻想了。"清算日"当天，捷克营一共清理了约1.2万名犯人。在这1.2万人中间，挑选出来1500名身体强壮的男人和女人，其中还有8名内科医生。剩下的人都被送去了2号和3号焚尸场。翌日，捷克营变得一片死寂。我看到一辆卡车装着骨灰，开往维斯瓦河。

因此，奥斯维辛的名单上减少了约1.2万个犯人的姓名，而奥斯维辛的档案里又多了更加血腥的一页。这一页里面写着这么几句简单的话：

奥斯维辛集中营捷克区的犯人因为伤寒暴发而在这一天被清算。

签名：门格勒博士

党卫军一级突击队中队长

幸亏爱泼斯坦博士（Dr. Epstein）介入，才使这8个从捷克营来的医生得以幸免于难。他们被安排去了F营区医院，一是考虑到他们曾经在照顾囚友时付出了比常人更甚的努力而导致他们身心疲惫，二是考虑到他们自己也伤寒缠身。

捷克营清算的次日，我正式去拜访了一下F营。我在那里见到了

8 个死里逃生的医生，和他们攀谈了一阵。我记得和海勒博士（Dr. Heller）的交谈很有意思，在医学界他们的名字可谓如雷贯耳。他向我详细说了捷克斯洛伐克犹太精英的事情，其中充满了痛苦和死亡。后来，那 8 个医生都死了。我尊重他们，他们是真正的医生，因此我将他们的故事深深地铭记在心中。

15　"误诊"之下

　　捷克营附近的 C 营地，里面都是来自匈牙利的犹太女人，即使每天都有很多人被送到别的营地，这里的人数仍达到 6 万人。一天，医生们在这个人群拥挤的营地里发现了一例猩红热的病人。门格勒博士下令将这个营房和左右两边营房的犯人隔离开。隔离的时间很短，是从上午到晚上，不到 12 个小时。下午，这 3 个营房的犯人就被卡车送进了焚尸场。就是用这种极端的方式，门格勒阻止了疾病的传播。

　　捷克营和 C 营的犯人已经领教过门格勒博士对传染病所采取的措施。不过庆幸的是，在这里工作的医生很快就知道了门格勒博士所采取的控制方式。从那时起，他们便开始小心翼翼，不向党卫军的医疗机构透露任何营房有人患传染病的消息。直到现在，他们常常把生病的犯人悄悄地藏起来，并用尽自己微薄的力量照顾他们，哪怕没有充足的资源。他们不惜任何代价将病人隐蔽起来，减少被送往营地医院的机会，因为一旦党卫军的医生检查犯人之后发现了患者存在接触性传染病的症状，疾病发源地的犯人就会一并被处理，甚至包括旁边营房中的犯人。党卫军的医疗术语将这个方法称为"针对传染病传播的集中处理"。这样做就会出现一车接着一车的骨灰……

现在，躺在解剖台上的两具女性尸体正是从 B 营区医院过来的。门格勒博士命令把她们送到我这里进行尸检，我还收到了详细记录死者医学信息的病历。我看到在表头的"诊断"一栏上分别填着"心力衰竭"和"伤寒"。填写人还在两个表述的后面打了一个问号。我一般在做事前不会再三斟酌利弊。我通常做事十分果断，尤其当我遇到某个关键的时刻，其结果通常不太明智。其实，我原本来焚尸场工作，也是一开始头脑发热所做的决定。

很快，我下定了决心。在门格勒博士的尸检报告里，我不打算填写"伤寒"。对病人病情的描述问题太多了。诊断文字的后面还有一个问号，很明显，做出诊断的医生对自己的判断是相当不自信的。尸检的最终结果会对其判断进行验证。这也是为什么他们会将这两具尸体送来我这里。

我开始进行尸检。两具尸体的小肠都显示出第三周出现了溃疡现象，脾脏出现肿胀。全部猜测都可以不必理会了，两个病例的死亡都是伤寒导致的。

还是同往常一样，下午 5 点，门格勒博士来了。看起来他心情不错，他问了我几个问题，对我的尸检报告极为好奇。两具尸体已经被开腹了，在解剖台上躺着。我早已将两具尸体的大肠、小肠和脾脏等内脏器官洗净放入了容器，等待门格勒的检查。

我向他汇报了我的诊断结果，我认为是小肠炎症引起了大面积的溃疡。为了使门格勒博士更加清楚，我详细描述了小肠在伤寒第三个周时的溃疡情况，还比较了它和同一器官在刚发炎时的溃疡情况。我提醒了一个注意点，脾脏的肿胀同时还会并发小肠发炎的情况，故而，它并非由伤寒引发，而是由小肠重度炎症引起的，或者是因为肉中毒。

门格勒博士并非病理学家，而是一个人种生物学家，因此，我轻易地就说服他接受了我的观点。但是，先前的错误很显然将他惹怒了。他对我说："如果你想问我的意见是什么，我觉得犯下这样的错误的人完全需要接受审判，很明显，他们作为医生，在集中营起的作用连修路工人都比不上。这般低级错误不知道会造成多少不必要的死亡。"

在他把尸检报告和病例放入公文包之前，越过他的肩膀，我看见他在空白的地方补了一句话："让女医生对这件事承担责任。"对那些"犯了错误"的无辜女医生，我深感抱歉，她们的诊断很好。现在她们或许已经不在医生的岗位上了，而是做一些辛苦的体力劳动。如果门格勒博士借助此事威胁她们，那我就是这件事的源头。

在我进入集中营之前的行医生涯中，我曾经犯下不符合职业道德的错误，之后也意识到了自己的错误。这次，我令两三个无辜者饱受委屈。可是如果我选择了另外一种做法，那么门格勒博士会在控制传染病的问题上持续多久，又会有多少人无辜惨遭毒手？

　　但是翌日我得到了一个令人欣慰的好消息，是关于那几个女医生的。门格勒博士的确训斥了她们，就这样到此为止，没有多加追究。女医生还是在她们的岗位上。之后，我收到了更多的尸体，包括他们的病历，但是始终空着"诊断"那一栏。我更喜欢这样的做法。但是，我一直想着门格勒博士因为"错误"诊断而生气的那件事，好几天未能释怀。我十分震惊，一个恶贯满盈的医生竟会如此挑剔，尽管他在集中营里面。他不是一般意义的医生，而是一个罪犯，更准确地说，是一个"罪犯医生"。

16 重回故地

　　一日早上，我接到门格勒博士的通知，让我立刻赶到 F 营指挥部。这倒是我所希望的，因为这样我便可以有几个小时远离这个压抑的焚尸场。另外，多走走也会帮助我变得更健康，平时我可没什么时间锻炼。在焚尸场里面，我一直闻着一种味道，出去的话至少可以呼吸一些新鲜空气。此外，我还可以和 F 营的同事们互相交流，我之前第一次去 F 营时他们热情地欢迎了我。我在出行之前，便将珍贵的药物和几包香烟放入口袋。我不打算空着手去我曾经的"家"，也就是 12 号营地医院。

　　我走出焚尸场的铁门，向着 F 营出发。当我走到门口时，警卫记下了我的号码。我不紧不慢地走着，想要享受这难得的短暂步行。当走过被带刺铁丝网围起来的女囚营（那里也被称为"FKL"营）时，我看到了不计其数的女犯人在营房中四处走动，但是那里只是一些破烂不堪的棚屋。所有女犯人看上去都是一样的，因为她们的头发都被剃光了，身上穿得邋遢不堪，看着极为不舒服。我回想起我的女儿和妻子，回想起她们卷曲的长发，回想起她们高雅的品位和时尚的穿着，回想起她们经常在一起谈论那些她们认为十分重要的女性话题的悠闲生活。

自从我们在站台分开之后，已经过去了 3 个月的时间。她们经历了什么呢？她们还活在世上吗？她们还在一起吗？她们是在奥斯维辛集中营，还是被送去了第三帝国更远的集中营？ 3 个月的时间并不短，但在集中营里显得尤为漫长。我有一种感觉，她们还在奥斯维辛。但是究竟在什么地方呢？她们究竟被困在这个由铁丝网围起的复杂迷宫的哪一处呢？我向四面看着，但是只有被铁丝网围住的巨大迷宫、混凝土电线塔和标着"禁止出入"的警示牌。集中营只是一个被铁丝网围住的小地方，整个德国都在铁丝网之中，德国本身就是一个巨大的集中营。

我走到 F 营门口。党卫军警卫看守着入口，当时值班的是一个士兵和一个面目凶狠的党卫军下士。我走到警卫室的窗口，将西装外套的袖口拉起来，向他们报告我的编号：A8450。这些流程是规定需要执行的。当我放下袖口时，我的手表相当显眼。这是门格勒博士同意我戴的，因为我工作时需要表。但是在集中营保留这样的东西就是犯了大忌。忽然，党卫军下士从警卫室冲了出来，那愤怒的程度和冲出来的速度仿佛一头饥饿的猛虎。

他粗暴地对我喊叫道："你是什么人！居然还能戴手表！来 F 营

做什么事情？"

进入焚尸场的 3 个月时间的"学习"就像学校一样在我心里打下了烙印。我并未失去耐心，甚至没有眨一下眼睛，只是安静缓和地回答他。

我回答道："我来这里是因为门格勒博士通知我来的，如果你们不让我进入 F 营，那我就回焚尸场去，再打电话给门格勒博士，告诉他今天发生了什么事情。"

当我说出"门格勒博士"这几个字时，这些字好像魔法般地起了作用。大多数人听到这几个字都会颤抖。这个党卫军的态度一下子缓和下来，还用奉承般的语气询问我预计在 F 营待多长时间。

他抱歉地对我说："你知道的，我必须记录下这些信息。"我看了下手表，已经 10 点钟了。我说："我应该会待到下午 2 点钟，但是前提是确实做完了我和门格勒博士的工作。"这个时候，我随即掏出口袋里的一包香烟，递了几支给他。很显然，他很高兴能收到这份意外的礼物，他对我说话的态度一下子变得更加友好，还表示很高兴再次见到我。

毋庸置疑，门格勒博士的名字、焚尸场的名头和用香烟进行"贿赂"的方式都会加深这个党卫军下士对我的印象。现在，我确定我可以和我先前的朋友一起待一两个钟头了。但在此之前，我得先弄清门格勒博士为什么要通知我来这里。

我走进 F 营指挥部的营房，在外面的大厅等待着。过了一会儿，一个办事员走过来问我有什么事情。我对他说了是门格勒博士通知我过来的，他用手指向屋子另一头的一扇门。我从屋子走过，走进一个装修豪华的书房。墙上挂着图表，显示了不同时期集中营的人口和组成。我还看到墙上的显眼位置挂着一个华丽的画框，画框里是海因里希·希姆莱（Heinrich Himmler）的巨幅肖像画，画中的他鼻梁上巧妙地架着一副眼镜。

房间里面坐着 3 个人：一个是门格勒博士；一个是一级中队长蒂洛博士（Dr. Thilo），也是集中营的外科主治医师；还有一个是二级中队长沃尔夫博士（Dr. Wolff），也是全科医疗服务主任。我从未和沃尔夫博士见过面，门格勒博士把我介绍给沃尔夫博士认识，说我在焚尸场进行尸体解剖工作。

沃尔夫摸着自己的下巴说："真有意思，门格勒博士曾经和我说起过你的工作。对病理学，我倒是很有兴趣，要不是工作忙碌，我原本就打算去你那里了，顺便看下你的一些更有意思的病例，博士。"

我等待着，不知他还会说些什么。

他接着说："我现在正在进行一项很关键的科学研究。但是为了完成这项研究，我希望能够得到你的帮助。这就是我拜托门格勒博士让你来这里的原因。"他停了一下，然后接着说："你也知道，集中营内痢疾十分普遍，而且 90% 以上的患者会死亡。我知道这个病的初期症状及发病过程，毕竟我做过上千次检查，还进行了详细的记录。但是我所做的还不够，要知道除了临床观察，一项成功的科学研究必须以痢疾病例研究为基础，它有赖于更多的病理学报告。"

我已经看见了曙光。沃尔夫博士也是研究环节中的一个。在焚尸场的烟雾和恶臭之间，他也想从集中营成千上万的人类小白鼠身上获取一些利益，许多犯人的体重在得痢疾症时会不可思议地减轻30公斤。他想要借助解剖大量尸体，解开对医学科学来说依然未知的痢疾的体内临床表现的奥秘。

门格勒博士想要以这些犯人为人体实验材料来解决种族的繁衍问题。更加准确的说法是，以这些犯人中的双胞胎为原材料。沃尔夫博士试图探究痢疾的病因，事实上，要判断事情的原因是不难的，就算是外行也知道原因。痢疾的发生存在以下这些规律：抓走一个人，不论男女老少，将他和几百个人一起塞进密封的车厢中，准备好一桶水，等到他们在犹太人区生活了6个星期，再将他们一起送入奥斯维辛。在奥斯维辛，他们会以千人为单位被放进如同牛棚般肮脏不堪的营房内。他们会定量得到一些食物，是用野栗子制作的发霉的面包，上面抹了一层含有褐煤的人造黄油，外加30克用病马肉制成的香肠，这样一餐的热量还不到700卡路里。为了令他们能吞咽下这些难吃的食品，他们还会得到一些用荨麻和野草做成的汤，里面没有加任何淀粉和盐，更没有脂肪。4个星期之后，他们就被痢疾缠身，再过3到4个星期，那些人就会"痊愈"，因为不管他们有没有被那位营地医生临时治好，最后都会死的。

用沃尔夫博士的话来说，他在研究病理学那方面至少要用150具尸体。门格勒博士打断了我们的谈话。

门格勒说："如果每天解剖7具尸体，你只需要3个星期就能完成需要的数量。"

我并不赞同这样的说法，随即说道："不好意思，先生，如果需要完成好这个工作并得到准确的数据，我每天只能解剖3具尸体。我对自己的工作是很有自信的。"又讨论了一会儿之后，我们最后都认同了这个观点。我匆忙地道了声别，便离开了。

我去探望了12号营地医院的同事们。他们看到我带给他们的药物后十分惊喜，享受地抽着我给他们的香烟。他们脸上的神态和讲的话表露出他们的失落和疲倦。捷克营突发的事件和所造成的悲惨结果令他们改变了许多。他们逐渐深刻地意识到自己的处境，我也是这样。但是我的情况还有些不同，我并非一点一滴地意识到，而是在进入焚尸场的那一刻便明白了。

但我还是用自己的力量劝慰他们，让他们继续坚持。我给他们讲述了一些军情的细节，还和他们说我们将会越来越好的。自从开始每天读报纸，我可以说出一些具体的事例来证明我的观点。在一番热情地握手之后，我从那里离开了。在集中营里，"和朋友说再见就好像是将要走上死亡的道路"，这样的表达有着不一样的含义。

每次和他们分开，我总觉得自己的性格是无比地坚强，并非因为恐惧而说大话，而是对我来说，即使处境再艰难，我还是希望他们要心存一丝希望。

二级中队长沃尔夫将那些死于痢疾的病人送到我这里，我来进行尸检。我已经解剖了80具尸体了，正在记录观察到的内容。

第一步，每具患者尸体的胃黏膜都已发炎，这会引起发烧或者令胃部分泌氯酸的腺体完全萎缩。胃液不足会引起消化不良，但是会相应加强发酵作用。

第二步，我观察了小肠的炎症和小肠壁变薄的现象。

第三步，我观察了小肠中最关键的消化液——胆汁：它在脂肪消化上是至关重要的。当我剖开肝脏时，我看到一种无色的液体基本上代替了常见的黄绿色胆汁，小肠里的食物丝毫没有受到影响，表明这种无色的消化液不具备消化功能。

第四步，我必须观察大肠的发炎情况。我惊讶地发现大肠内壁萎缩，变得薄且脆，和香烟纸的薄厚及软硬程度差不多。实际上，这已不是消化道，而是下水道才对，任何东西都可以直接通过，全程只要几分钟。

这就是尸检报告的大致内容，采取了表述形式和外行都可以明白的表达。我所接到的工作十分无趣，丝毫没有引起我的关注。或许，细菌实验正在里施高（Risgau）村进行，那里距焚尸场约 3 公里，被叫作"党卫军卫生与细菌研究所"（SS Army's Institute of Hygiene and Bacteriology），著名的曼斯费尔德教授（Pressor Mausfeld）是那里的负责人，他同时也是佩奇医学院（Pecs Medical School）的院长。

17　三名新助手

当我在午睡时，二级小队长墨斯菲尔德将 3 个犯人推进了我的房间。他对我说，这 3 个犯人是门格勒博士派来给我当助手的。说话间，他瞥了一眼他们三人，那一眼充满了怜悯和鄙视的意味。

他们看上去真的很可怜，衣衫褴缕在那里站着。他们因遭受了粗暴的对待，已经无法讲出话来，神态十分怯懦，而且因为来到了一个陌生的地方而变得十分笨拙。当他们走进焚尸场的大门时，就已经放弃了全部希望。

为了表示同情和友好，我向他们伸出了双手。我们彼此向对方介绍了自己。第一个和我握手的是来自松博特海伊（Szombathely）一家公立医院的内科医生，名叫丹尼斯·高洛克（Denis Gorog），他还是一个病理学家。他看上去约 45 岁，身材瘦小，鼻梁上架着一副厚重的眼镜。我对他的第一印象不错，总觉得我们将会成为很好的朋友。

第二个和我握手的是来自布拉格病理学研究所（Prague Pathological Institute）的阿道夫·费舍尔（Adolph Pischer），他曾经做了20年的实验室助理。他看上去大约50岁，驼背十分明显，大腹便便，长相令人不太舒服。他是捷克斯洛伐克犹太人，已经在集中营里待了5年。第三个是从法国尼斯（Nice）来的约瑟夫·科尔纳博士（Dr. Joseph Kolner），他在集中营已经待了3年之久了。他只有32岁，十分年轻，不怎么讲话，但是天赋异禀。

他们被门格勒博士从D营解放出来安排给我当助手，这样门格勒博士就不会因为缺少人手而影响越来越多的尸检工作的进度。我还是正在进行中的研究项目的负责人，负责档案保管并撰写一切和解剖相关的报告。两个医生帮助我进行解剖工作。实验室助理相信自己的专业能力，负责准备尸体。他会打开头颅，将特定的器官取出并准备好，为下一步的检查做好铺垫。待解剖结束之后，他会搬走尸体，并将解剖室和工作室打扫干净。

分配给我的助手可以做这份工作，他们可以和我一起扛起这个重担。我的工作确实比之前轻松了很多。

18　上尉没救了

我是特遣队的医生，需要每天上午进行查房。4个焚尸场都在工作。前一晚，他们焚化了从地中海科孚岛来的希腊犹太人，那里是欧洲最早的一个社区。受害者被关了整整 27 天，没有得到任何水或食物的供给。先被关在汽艇里，之后被转移到封闭的车厢内。当装载他们的车子到达奥斯维辛的"卸货坡道"时，门一打开，不见里面爬出一个人，更不用说爬下车站成队列等待筛选了。车内一半人已经死了，剩下一半人则已奄奄一息。所有人都被送去了 2 号焚尸场。

晚上，焚尸场抓紧时间工作，因此到了第二天早上，焚尸场的院落里只剩下一大堆破烂不堪的衣服。我难过地看着前方成堆的衣服被秋天的雨水淋得湿透、发霉。无意间，我看向上方，发现焚尸场烟囱四角的避雷针已经变形扭曲了，这是前一晚持续工作产生高温所导致的。

今天上午我在查房时，4号焚尸场还有一个重症的病例等着我。一个特遣人员服用了许多安眠药试图了结自己。在奥斯维辛，这种自杀方式十分常见。毋庸置疑，这个特遣人员收集了很多安眠药，他每天处理那些死者的剩余物品时可以很容易地找到安眠药。

我走到他的床边，心中五味杂陈，这个人并不是别人，正是"上尉"。这里的每个人都这样称呼他，因为大家都不知道他的真名。他是一个雅典人，曾经在正规军中担任过上尉，也曾经做过希腊王室子女的家庭教师。他为人聪明、有礼貌，在集中营已经生活了3年。他的妻子、女儿一到集中营就被送入了毒气室。此时此刻他静静地睡着，没有任何知觉。以我的观察来看，他或许是在几个小时之前服用的安眠药，现在没有真正的生命危险。特遣人员都围在旁边，低声且无奈地恳求我："就让上尉走吧。"

其中一个特遣人员说："不要救他了，救他也只是徒增痛苦的时间。你也见到了，现在他就是想结束痛苦，不想在几个星期后再接受行刑队的折磨。"

其他人的意见也大致相同，但是我安静地开始准备工具。当他们发现我没有动恻隐之心时，大多数人开始丧失耐心，不愿再和我多说什么。不管怎样，我注射完之后，便离开了。除非他在之后五六天时间里患上肺炎，否则他就会活过来。在之后的几个星期，他将继续在焚尸场里工作，继续焚烧数以万计的被毒气杀死的同胞，一直到特遣队的末日来临，他和特遣队中的伙伴们在焚尸场站成一排。这一切随着机枪的响起而全部结束。他和伙伴们会一一倒下，眼中充满了惊骇和恐惧。

既然我在他床边，他脸上也失去了那种需要医生的渴望，我还留存着一部分人性，便会赞同他同伴们的话。我应该"让他就这么走"，而不是倒在机枪之下，应该让他沉浸在快乐的昏迷状态中离开人世。只有这样做，他才能够从身体和道德的痛苦中解脱出来。

查房结束之后，我返回了1号焚尸场。我环视了一下解剖室，看到我的新同事充满了新手的热情，正忙着处理沃尔夫博士送来的一具尸体，这个人因痢疾而死。他们已经刮干净了胡子，身穿新衣服，穿着合适的鞋子，外面罩着干净的白大褂。他们看起来已经和正常人差不多了。见到他们身穿白大褂，戴着橡胶手套站在解剖台旁边，任何一个不熟悉这里工作的人都会认为这里是一个重要科学研究所的解剖室和实验室。然而，对已经在这里工作了3个月的我来讲，这里并非科学研究室，而是伪科学。

比如"优等民族"的概念、人种学研究和门格勒博士在双胞胎起源上的研究，这些完全是伪科学。还有一个近乎荒谬的理论，就是将被杀害的侏儒和残疾人定义为退化人种，他们能体现犹太民族的劣等性。这些理论确实没有被立刻传播开，因为德国人还未做好准备接受这样的观点。然而当"超级人种"最终获得成功，成为战争赢家并占领了和它相关的领土，那么这里被残杀的侏儒和残疾人的骸骨就会在博物馆宽敞的大厅里被陈列出来，骸骨的旁边会注明他们的名字、年龄、国籍和职业等。在每年的胜利纪念日那天，第三帝国的教授们会带着成千上万的学生从大厅穿过，瞻仰他们优秀的先辈创造的丰功伟绩。

他们因赢得人种战争而完成了作为优等民族所承担的历史使命，他们将邻居们推至"劣等民族"的位置，例如俄国人、波兰人、法国人和比利时人等。进一步说，他们想完全消灭一个欧洲民族——犹太民族。犹太人的历史比他们的多出 6000 年，却失去了继续生存下去的权利。这是为什么呢？随着历史的发展，犹太人或许将逐渐患上侏儒症或者出现其他身理缺陷。他们和别的人种结合，使之受到了影响，最后唯一的纯种人（雅利安人）也会被他们玷污。

因为犹太人的血液会对"优等民族"会造成不良结果，他们当中已经出现了太过优秀的老师、艺术家、商人和金融家，而且他们想要征服整个欧洲大陆，所以第三帝国的第一元首想借助这个民族的毁灭而令自己"流芳百世"，并获得世界上所有文明国家的"感激"和"尊重"。

正是基于这种荒谬的理论，纳粹才挑起了对抗全世界的战争，先采取驱逐的手段，然后摧毁整片欧洲大陆上的几乎所有犹太人，甚至不放过一个刚刚出生的婴儿。德国说的全部事情都是不真实的。这场战争在他们的口中是"讨伐"。他们认为整个苏俄是一片未开发的大草原；蒙古蛮族对文明造成了威胁；法国感染了梅毒，即将走向解体；英国都是一些无药可救的酒鬼，不管是首相还是平民，大多数人都患有戒酒综合征；而日本人（大部分的日本人被归为蒙古人）则被视为值得尊重的雅利安人，这迎合了时代态势的需求。

他们的整个人生观完全是谎言。他们的女儿和战争遗孀，可以与任何男人生孩子，并获得国家的感激。妇女们会在许多男子里选择一个来作为自己孩子的父亲，并且在孩子出生时就以该男子的名字给孩子命名，这是种族繁衍所需要做的。他们的行为是那样的恐怖和极致，有这样几个细节：例如，焚尸场地下毒气室里的标志牌用了 7 种语言；"浴场"其实是毒气室；氰杀粒毒气[1]，上面印了"有毒：用于杀灭寄生虫"的标签——确实是这样的，只是这里的"寄生虫"是指代人类。数以万计无辜的犹太人在死前并未得知任何消息，短短几分钟内就全部被残杀。

那么，谁知道谎言会持续多长时间呢？或许集中营铁丝网的警示牌上面的内容也全是骗人的，或许它并没有 6000 伏的电压。但是这并不是谎言，我曾经亲眼看到，有一天二级小队长墨斯菲尔德那只巨大的猎犬撞在了距离焚尸场不远的铁丝网上，它立刻就被电死了。

既然说到了警示牌，我又想起了那个在集中营入口处的每个犯人都可以看见的告示："劳动获得自由"。我举一个例子来说明这几个字所隐藏的含义。某天，"卸货坡道"那里来了一列闷罐车。待车门打开之后，300 个犯人从车里下来，他们的皮肤呈现出柠檬黄色，憔悴的身形更是难以用语言来形容。当他们走到焚尸场的院落后，我和

---

[1] 尼兹利博士在解答有关氰杀粒毒气起源与存在的疑问时，这样写道，那是在战争期间由 IG 法本公司所生产的一种化学物品，尽管它是秘制药物的一种，意为绝密或者机密，但是他还是能根据其基本元素的缩写确定它的名字，因为这些元素是氰化物、氯和氮。法本公司在纽伦堡审判时表示那只是他们制造的一款普通消毒剂。之后，就像尼兹利博士在证词中所展示的，确实有两种氰杀粒存在，A 型和 B 型。它们装在完全一样的容器里，只是用字母 A 和 B 进行区别。A 型被用来消毒，而 B 型被用来杀人。——译者注

其中几个人说了一会儿话。以下是他们说话的重点："3个月前，我们被带离奥斯维辛，去了一个工厂生产硫酸。我们离开时一共是3000人，但是之后很多人因为得了各种奇怪的疾病去世了。现如今只有300人还活着，我们还饱受着硫酸中毒所带来的痛苦。"

他们在被送回来之前，有人告诉他们，他们将会被送到一个休息营进行治疗。过了30分钟左右，我在焚尸场的焚尸炉前看到了他们血浆四溅的尸体。不是说"劳动获得自由"？不是说"休息营"？一个人竟然会被这样处理？这只是众多中的一个。再举一个例子。6月到7月间，集中营关押的犯人纷纷接到了发下来的明信片，他们被告知这些明信片可以寄给自己的朋友或者是其他熟悉的犯人。通知还强调了一件事：填写明信片地址时不可以写"比克瑙"或"奥斯维辛"，而要写"瓦尔德塞"，那是瑞士边境不远处的一个度假小镇。

明信片一一按时寄出，还收到了一大堆回信。我见到那些回信被堆在焚尸场的院落中间，之后全被烧掉。据可靠消息，大概有5万份回信。将这些回信按照地址分发完全不可能，旧的还未投递完，又来了一批新的回信，也就是说，回信上的地址已经没有人收信了。事情就是这样，这种伎俩的目的是让公众的恐慌得到平息，来应对有关奥斯维辛集中营这类的"谣言"。

19　一个别无选择的孩子

3000 具尸体堆在了 1 号焚尸场的毒气室里。特遣人员已经开始处理纠缠的尸体。我听到了电梯的噪声和大门那里传来的当啷声。工作进行得飞快。由于下一批犯人马上就会到达，毒气室必须得在短时间内清理完。

突然，毒气室特遣队队长冲进了我的房间，上气不接下气，感觉门都快被他撞断了。他的双眼睁得大大的，眼中满是惊讶和恐惧。

他说："医生，快点！我们刚发现尸堆的最下面还有一个小女孩，她还活着！"

我提起时刻准备着的工具箱，飞速前往毒气室。我走到这个巨大房间入口的墙边，看见了一个正在死亡边缘苦苦挣扎的小女孩，她不停地抽搐着，身体上面还有很多尸体压着。我身边的特遣人员都是一脸惊恐的样子。虽然他们的工作本就可怕，但这样的事情还是头一次碰到。

我们一一挪开她身上的尸体。我抱起她那幼小的身子，然后走到旁边的一个房间（特遣人员通常在那个房间换工作服）。我将她的身体平放在长凳上。这是一个虚弱的女孩，或许连 15 岁都不到。我将注射器准备好，捧起她的手臂。她的意识尚未恢复，呼吸还不顺畅。我给她做了 3 次静脉注射。我的同事们拿了一件厚大衣盖在她冰冷的身体上。其中一个人去厨房拿了一些热茶和温热的肉汤。每个人都想献出自己的一些力量去帮助她，似乎这是他们自己的孩子。

我们的紧急救助很快就起了作用。女孩忽然开始咳嗽，从肺部咯出一大口浓痰。她慢慢睁开双眼，静静地看着天花板。我时刻观察着她的生命状态。她的呼吸逐渐变得规律，原本被毒气侵袭的肺部再次灌入了许多新鲜空气。她的身体还没有完全吸收注射剂，我觉得再过一会儿她便会恢复知觉。她身体的循环系统开始恢复，她的面部恢复了血色，她的精致脸庞也逐渐恢复过来。

她诧异地望着四周，看到了面前的我们。她还没有意识到发生了什么事，也无法分辨当前的状况，不知道自己是在梦境还是现实中。她的意识逐渐变得模糊。或许她对那列火车还有些许的记忆，她曾经乘坐的前往奥斯维辛的长长的闷罐车。之后，她排在队列中等待筛选，当她还未意识到发生了什么事情，就已经被带到一个明亮且巨大的地下房间了。所有的事都进行得飞快，或许她还记得所有人都脱光衣服的画面。

这样的命令令人十分不自在，但是没人敢违抗。然后，她和所有人一起进入另一个房间，脱光全身的衣物。他们每个人都饱受着屈辱的痛苦。第二个房间里的灯光也一样极为明亮。她处于极度困惑中，想用双眼在拥挤的人群中找到自己的家人，但是她并没有发现。她被挤到了墙角，她的心变得冰冷。她默默地在那里等待着，不知道会发生什么事情。忽然，灯光熄灭了，自己被黑暗紧紧地包围。她感觉自己的眼睛有一种刺痛感，喉咙好像被人抓住一般，令她快要窒息。她就这样晕倒了，记忆就停留在那里……

她开始变得活跃起来。她尝试着动了一下手和脚，又向两侧扭动了自己的头部。突然，她的脸开始抽搐，她立刻抓住我的外套衣领，之后抽筋般地紧紧抓住，用尽全身的力气打算起身。我将她在床上放平好几回，但是她又做了好几次同样的动作。终于，她慢慢地安静下来，四肢全部伸直，筋疲力尽了。她慢慢流出了眼泪，泪水顺着面颊流下来。她并不是在哭泣……我知道了第一个问题的答案。我不希望她太累了，就问了几个问题。我得知她已经 16 岁，跟着父母从特兰西瓦尼亚（Transylvania）来到了这里。

特遣人员给她送来一碗热的肉汤，她风卷残云般地喝完了。他们又送来了各种好吃的，但是我不能让她吃掉全部东西。我帮她盖好身体，劝她休息一会儿。

我的大脑十分混乱。我征求同事们的意见，想要找到解决这个问题的办法。我们费尽心思，面面相觑，我们意识到这是我们遇到的最棘手的事情。这个女孩活下来了，那我们应当怎么做呢？我们都清楚她在这里的时间不会太长。

　　焚尸场的那些特遣人员会怎么处理这个小女孩呢？从这个地方之前的情况来看，不管是送进来的犯人，还是特遣人员，无人可以活着走出这个地方。

　　已经没有时间进行思考了，二级小队长墨斯菲尔德像往常那样来检查工作进展。他在经过门边时，看到了我们聚集在一起。他走进房间问我们发生了什么事。事实上，在我们告诉他事情之前，他便已看见了躺在长凳上的女孩。

　　我用眼神示意同伴暂时离开。即使注定会失败，我还是想尝试去做一件事。我们一起在集中营生活了3个月，无论如何都已互相产生了亲切感。此外，德国人通常很欣赏能力强的人，只要是他们需要的人，即使在集中营，也会在一定程度上尊重他。那些补鞋匠、裁缝、工匠、锁匠就是这样。经过多次的接触之后，我可以确定的是，墨斯菲尔德很尊敬医学专家的专业素质。他知道我的上级是门格勒博士，集中营里最令人畏惧的一号人物，其种族优越感令自己成为德国医学界最重要的代表人物。

　　将几十万犹太人关进毒气室，在他看来是一种爱国行为，因为在解剖室里开展的工作会促进德国医学的发展。我是门格勒博士手下的病理学专家，也为德国医学科学的进步做出了贡献。正是因为这样，墨斯菲尔德在某种程度上是尊重我的。他经常来解剖室找我，我们曾经讨论过政治、军事和各种其他话题。我认为，他的尊重是基于一个前提，也就是他认为解剖尸体和其血腥杀戮工作相关。他曾经是一个指挥官，同时是1号焚尸场的头号杀手。其他3个党卫军是他的副官。

他们还一同发明了在人后颈处射入子弹的杀人手法。

这种死法是针对那些从营房中选出来的人或是针对即将从其他营地被送往"休息营"的犯人。当人数不超过 500 人时，他们就会死于这样的方式下，而大型毒气室是用来一次性杀死数量更多的犯人。因为用毒气杀死 500 人和 3000 人时，所需的毒气量是相等的。杀死这些犯人并不需要红十字会的刽子手开车带毒药罐出马，也无须派出一辆卡车拉走他们的衣物，反正这些衣物大多是破破烂烂的。正是这些原因决定了一队犯人将会死在哪种行刑方法之下。

我要面对的正是这样一个人。我必须说服他放了这个无辜的小生命。我以安静的口吻讲述所面临的恐怖的事情。从他的角度出发，我讲述了这个女孩在脱衣室里所受的痛苦遭遇，以及她差不多在鬼门关走了一遭的恐怖经历。当房间里灯光忽然熄灭之后，她吸入了一部分氰杀粒毒气。这些毒气的侵袭，外加被疯狂的人群连推带挤，她瘦小的身子一下子倒下了。幸运的是，她倒下时面部朝下，脸贴着潮湿的水泥地板。就是因为这些湿气使她没有因窒息而死亡，也因为氰杀粒毒气遇到湿润的环境不会发生反应。

以上都是我的想法，我恳求他为这个小女孩做些事情。他聚精会神地听完我的话，之后便问我心中的计划。从其神态中，我读出我已经把一个基本上难以解决的问题放在了他面前。显而易见的是，这个小女孩不可能在焚尸场继续活着。有一个解决办法，是将这孩子放在焚尸场的门口。那里常有一支妇女派遣队在干活。她可以悄悄混入她们中间，待她们干完活便随着她们返回营房。她永远都不会讲出这段经历。由于营房里没有任何一人会认识身边的全部犯人，所以一张不曾见过的面孔混入这些人中不会令人生疑。

如果她再大三四岁，就能作为劳动力存在了。一个 20 岁左右的女孩已经可以明白自己能够活下来是多大的奇迹，也知道说话的轻重，不会告诉他人自己身上经历的一切。她会等待一个好时机再重新回顾她身上经历的一切，好像很多人一样。然而，在墨斯菲尔德看来，一个 16 岁的女孩会将自己的经历告知她遇见的第一个人，比如从哪里来、见到过什么、遇到了什么事情。这一消息会像野火般蔓延到我们每个人，令我们都付出生命的代价。

他说："这件事无法避免，这个孩子一定要死。"

30 分钟之后，小女孩被转移到焚尸炉室外的走廊，墨斯菲尔德在那里命令了他其中一个部下做了一件事——在女孩的颈部后方打了一枪。

20 "私人定制"

党卫军们住在 2 号焚尸场的二楼，他们房间的隔壁是木匠工作室，3 个木匠在那个房间里辛苦地工作，不管他们提出什么要求，都能够得到满足。他们正在进行一件"私人定制"的工作。二级小队长墨斯菲尔德想要利用这个机会得到一件新制作的"贵族式卧榻"，这种家具约有两张床那么宽，同时还可以用作沙发。他命令木匠们做得越快越好。

这个工作并不简单，但是在焚尸场，一旦下达了命令，就没有"完不成"的事儿。木匠们已经在焚尸场院落各处的材料中挑选出了需要的木材。弹簧取自安乐椅，那是被放逐者们为了让他们年老体弱的父母在路途中更加舒服而专门携带的。焚尸场的院落里有几百把这种被遗弃的椅子，我们经常在工作累了之后坐在那里歇息，呼吸一会儿新鲜空气。

木匠按照要求将那个贵族式卧榻做出来了。对我来说，这个物件很奇怪。我看到了它从制作到完成的每个阶段。我看着木匠们安装弹簧，将一条精致的毯子盖在弹簧上面。两个法国电工安装了床头灯，还专门为收音机设计了一个小柜子。刷上油漆之后，它显得相当精致。将这样一件家具放在曼海姆的一个资本家的小屋里，一定比放在焚尸场这无趣的阁楼上更好看。到了休息日，这张卧榻就会被送往墨斯菲尔德在曼海姆的家中。它将在那里一直等到凯旋的队长从战场上返回，躺在上面舒舒服服地松弛一下疲惫的身体。

在卧榻被送走前那个星期的一天，我从房间望过去，看到半打丝质睡衣裤——一看便是那张卧榻的附属品——正等着进行打包。它们是用上等进口丝绸制作而成的，很难在外面搞到。因为在外面，就算是最基本的生活必需品，也要凭票才可以获得。和德国实行的那套配给系统相比，集中营独有的配给系统更好，不管谁想要什么东西，都可以拿到。脱衣室的很多物品等人去拿。取走一件物品的代价，就是士兵枪口中冒出火星，让物品原主人的后颈挨一枪。

在付出"代价"之后，党卫军长官们获得了皮货、珠宝、毛大衣、丝绸和质量很好的鞋子。不到一个星期，他们就会往家里寄一次东西。

在寄往家里的东西中，除了以上那些奢侈的物件，还包括咖啡、茶叶、巧克力和上百个罐头食品，那些东西全部是在脱衣室里获得的。所以，这个小队长才萌生了做卧榻的想法，准备寄到家里。

时间一天天地过去，我眼见那张卧榻到了即将完成的阶段，我脑海中冒出了一个想法。慢慢地，这个想法变成了一个计划。几个星期之后，现在的这支特遣队将会变成历史。我们都会死在这里，我们都清楚地意识到了这一点，甚至我们已经习惯了这个想法，因为我们知道自己无路可逃。我因为一件事而心烦气躁。已经有十一支特遣队死在了这里，和他们一同死去的是焚尸场和杀戮者们的恐怖秘密！就算我们无法活下来，我们也有责任将这里的一切公之于众，让全世界了解这里难以想象的残酷行径，了解那些假装高级人种的人的卑劣程度！一定要让真相走出这个地方，让全世界都知道！不管它是立刻被发现，还是等到多年之后被发现，它都会成为恐怖的指控证据。这个真相理应包括 1 号焚尸场所有特遣人员的签名，他们很清楚自己即将面临死亡。这个真相理应藏在这张卧榻中，这样才能够被送出铁丝网笼罩下的集中营，随后抵达二级小队长墨斯菲尔德的家中。

我们及时完成了一份报告。它详细、全面地描述了奥斯维辛从建立到如今的可怕罪行。内容包括集中营里罪行实施者的姓名、我们所估算出的被杀害的犯人数量，还包括了用来杀戮犯人的方式和工具。

这份报告一共用了三大张羊皮纸。特遣队的编辑是一个从巴黎来的画家，他用精美的手写体，像撰写古典文稿般认真写下了这份报告；他使用了褪色的墨汁，这样做的目的是防止字迹变淡。第四张羊皮纸附上了 200 个特遣人员的亲笔签名。这几张羊皮纸用丝线装订起来卷成一卷，然后装入由我们之中的一个铁匠专门制造的锌制圆筒中，最后进行锡焊密封，以保证手稿不会被空气和湿气损毁。这个圆筒被工匠们放在床铺的弹簧里，藏在用来装饰的羊毛丝线之中。

另一个报告里面记载着基本上相同的内容，被埋藏在 2 号焚尸场的院落。

21　杀人根本影响不了我

　　每天晚上 7 点前后，我都会看见一辆卡车开进焚尸场的院落，车子上承载着七八十个男男女女，他们即将接受筛选。这已经是一件常事，是集中营每天都需要进行的筛选工作。他们是从营地医院过来的。无论是在集中营待了几年还是几个月的犯人，都十分清楚等待他们的是何种命运。随着卡车开进来，院落里充满了哭喊声和尖叫声。他们很清楚，在焚尸场根本没有机会逃生。

　　我不想每天都看到这样的场景，通常我会退避到焚尸场院落的最角落处，躲在一棵松树的下面。耳边不断传来人们的尖叫声和左轮手枪连续的砰砰声，我的内心已经麻木。

　　但是一天晚上，我就没有这么好的运气了。我从早上 5 点开始就在解剖室里忙碌。当时我正在检查一个自杀者，死者是党卫军二级小队长，是从格莱维茨运送来的。解剖室里还有一个党卫军上尉和一个办事员，他们一起在旁边看着，那个上尉是军事法庭的一个法官。

早上 7 点钟左右，我向党卫军办事员口述解剖结果，这个时候，装满犯人的卡车开进了院子里。两扇安了防护栏与金属防蚊网的窗户正对着。所有的犯人看上去都很平静，我从这点推断出他们并非来自营房，应该是从医院过来的。他们的病情十分严重，身体很虚弱，喉咙无法发出尖叫声，甚至无法从卡车的升降板爬下来。

党卫军士兵变得十分激动，大声地命令他们，让他们快点下车，但是根本没有人动。司机也没有耐心了。他钻进了驾驶室，随即发动了马达。卡车的货斗逐渐开始向上抬起，直到将所有人一股脑儿地倒在了地面上，所有人在翻滚扭曲着，疯狂地挤作一堆。当他们从卡车货斗里掉下来时，他们相互撞在了一起，他们的脸、头和膝盖硬生生地撞在水泥地上。最后，整个院落都回响着他们可怕的、因为疼痛而产生的哭叫声。

哭叫声吸引了那个党卫军军事法庭的法官，他停止了调查，问我："院落里出了什么事？"他抬脚走到窗边，我和他讲述了事情的经过。显而易见，他并不习惯这样的场景，因为他把头扭向另一边，不赞同地说道："不管怎么样，他们也不能这么做！"

特遣人员剥下了他们身上的衣物，放在院落中间。无辜的人们被带到了焚化室，二级小队长的左轮手枪时刻准备着。今天当值的刽子手是墨斯菲尔德。他站在焚尸炉旁边，手上戴着橡胶手套，稳稳地举着武器。受害者一个个地倒下，先倒下之人便为后面的人腾出了地方。几分钟过后就需要"回轮"，这是一个专业词汇，换句话说就是需要换另外 8 人。30 分钟过后，所有受害者全部被焚化。

过了一会儿，墨斯菲尔德走到我这里，让我帮他检查一下身体。他患有心脏病和较严重的头疼症。我给他量完血压，测量了脉搏，又用听诊器听了心脏的部位。他的脉搏频率有些偏高，我说了我的意见：他目前的身体状况肯定是刚刚在焚尸场行动所导致的结果。我想要消除其疑虑，但是结果恰好相反。他突然发起火来，站起身说道："你的诊断完全是错误的！我绝对不会因为杀 5 个人还是 100 个人而受到影响！如果我看上去心烦气躁，那不过是因为我喝醉了。"说完之后，他便不悦地走了。

22　武器来了

　　我习惯了每天晚上在睡觉之前看一会儿书。某天夜里，我正看书时，灯光突然熄灭了，耳边随即传来集中营的警笛那沉闷的哀号声。不管什么时候，只要听到了警笛的响声，我们就要被全副武装的党卫军押送到特遣队的避难所，也就是毒气室。

　　我们拖着沉重的步伐走进毒气室。200 个强壮的特遣人员已经全部到齐。我们都知道已经有几十万人丧命于此，因此房间里还留存着恐怖的气息。此外，我们都明白特遣人员也即将走上死亡之路。这个时候，党卫军可以轻易地将毒气室大门关上，往水泥管里倒入 4 瓶氰杀粒，然后将我们全杀光。

　　这样的行动并非没有先例。第十一支特遣队的一些队员曾经从 D 区转移至 13 营，那里是禁区。他们收到上面的命令，他们这组人员不用在原来的焚尸场工作，而是转移到 13 营，他们会继续在 13 营的焚尸场工作。然而，在从营地通往焚尸场的路上，他们被分成了两队。当天晚上，他们被带往 D 区洗澡换衣。洗完澡，他们被送入隔离房间换上消毒好的衣服。这个房间封闭得很好，是一个真正的消毒室。一般来说，从集中营收集而来的爬满虱子的衣物都会在那里进行消毒。400 个特遣人员就这样被杀死。随后，卡车将他们的尸体运到了火葬柴堆。

所以，我们等待警笛结束时内心那种焦灼的感觉不是无缘无故的。这一回，警笛声持续了 3 个小时。随后，我们走出了黑暗，看到探照灯再次将几公里长的铁丝网照亮，然后我们回到了自己床上。我尝试再度入睡，但是没有一丝睡意。

翌日，当我"拜访"2 号焚尸场时，那里的特遣队队长告诉我，前一晚警笛响起时一支游击队悄悄地潜入了营地。他们在一个偏僻的地方，割开了围绕院落的铁丝网，悄悄地送进来 3 挺机枪和 20 枚手榴弹。早上，特遣人员找到了它们并将它们藏在一个安全的地方。

我们心中因这个消息而燃起了一丝微光。根据我们"走私"的经验，我们知道武器和我们并不远。经过我的观察，我更加相信当地的地下组织就潜伏在距离营地 25 到 30 公里的地方。我们心想着当下次警笛响起时他们能为我们悄悄送一些武器进来。最近一段日子，警笛每天都会响起。但是，我们认为唯有当警笛在夜晚响起并持续较长一段时间，我们那些无名但愿为革命献身的朋友才能够走进营地。当响起 3 次或 4 次这样的警笛声之后，我们就能够得到足够的武器，借助武器的力量杀出一条生路。

3 号焚尸场来统筹这个未来计划的组织工作，还和其他数个焚尸场取得了联系，计划十分小心且谨慎地进行着。死神，也就是那些用机枪对着我们的警卫，监视着我们的一切行动。我们想要活下去，我们想要离开这个地方。但是，就算我们中的大多数人都没能逃脱，只逃出去寥寥几个人，那也算是成功，届时全世界都将知晓这些死亡工厂中的惊天秘闻。

至少那些为此而献身的人，他们没有像胆小鬼那般在刽子手的屠刀前痛哭流涕。反之，他们在成为追逐死亡和破坏的杀人犯之前，能够同其他人那样有尊严地死去。而这在历史上，可以说前无古人。

23　文件袋上的污渍

　　吉卜赛营里那 4500 人的生命将要走到尽头。不管是对付他们，还是对付捷克营的犯人，方法都是一样的。所有的营房均被隔离。党卫军牵着自己的警犬走进吉卜赛营，将居住者全部驱赶到营地的外面，命令他们排好队。犯人都收到了分发下来的面包和意大利香肠，他们还心想着自己将转移到其他营地，便用这样的想法安慰自己。这个方法可以容易且有效地安抚他们内心的恐惧。毕竟都领到了食物，谁会想到他们将要去的地方是焚尸场呢？

　　党卫军认为，他们这么做并非可怜那些犯人，也并非尊重他们，而是为了用食品让他们听话且服从他们的命令，乖乖地进入毒气室，就不会因为其他不必要的麻烦而造成时间的延误，而且只需要一个小分队就能管理他们。那一晚，1 号焚尸场和 2 号焚尸场的烟囱喷出了浓烈的火焰，吉卜赛营的所有犯人也随之一起飘散在空气中。

翌日，吉卜赛营曾经的喧闹消失殆尽，只剩一片荒凉。只能听见铁丝网相互摩擦时所发出的声音，以及门窗因沃利尼亚（Volhynian）草原上吹来的强风而发出的砰砰声和一开一关的吱呀声。

欧洲的纵火犯们再次上演了一场壮丽的焰火盛宴。他们再一次将地点设在了奥斯维辛。但是，这次被投入火焰的无辜者不是犹太人，而是基督徒。他们是从德国和奥地利来的吉卜赛人，他们生前信奉天主教。一大清早，院落中间散发着灰色的光芒，那是他们的身体燃烧殆尽后的骨灰。12 对双胞胎的尸体没有被丢入火焰中，门格勒博士在他们被送去毒气室之前，就用特殊的粉笔在他们的胸口处做了"ZS"。

这 12 对双胞胎的年龄各不相同，其中既有刚刚出生的婴儿，也有16 岁的青少年。这 12 对双胞胎的尸体正四肢展开，平躺在"太平间"的水泥地面上。他们都还是孩子，一头黑色的头发、深色的皮肤。将他们按对分开是一件十分辛苦的事。我小心地不把他们搞混，因为我知道，如果我搞错了这些珍贵且稀有的样本，门格勒博士会让我用自己的生命去赔。

几天之前，我和门格勒博士一起坐在工作室的桌子边，浏览着已创建的双胞胎档案，这时他发现一个文件夹的封面上有一点浅浅的油污。我经常在解剖时用手拿档案，或许因为这样而留下了污点。这时，门格勒博士突然面露凶色，严肃地看着我说道："你怎么能这么粗心地对待这些文件呢！我编辑这些文件时可是充满了爱的！"

当我听到门格勒博士说出"爱"这个字时大吃一惊，目瞪口呆地坐在那里，大脑变得一片空白，不知道该怎么回应他。

24　来自解剖台的报告

　　我十分小心地给这 12 对双胞胎进行了病理学检查。众所周知，双胞胎分为两类，一类为同卵双胞胎，另一类为异卵双胞胎。同一个卵子发育成的双胞胎，在生理结构和外在表现上通常是一样的，包括性别。这样的情况有很多的叫法，例如全等双生、单合子双生或单卵双生。而两个卵子发育而成的双胞胎，不同于同卵双胞胎，虽然他们的内在和外在特征也有些相似，但那更像是兄弟之间或姐妹之间的相似，并不是完全相同。其中有一半的情况是性别不同。他们同样有很多的叫法，例如孪生子、两合子双生或双卵双生。

　　从医学层面来看，这样的说法构成了双胞胎遗传的基本规律。持有遗传学观点的人广泛使用了这条规律，在他们看来，环境因素（比如教育、营养、疾病等）只能轻微地影响一个人的身体、精神及气质，遗传才是更重要的。如果一个人遗传自祖先的特征在经过几代后还是显现出来，那么它们便是显性遗传特征。

对人类个体来说，显性遗传特征可能是优点也可能是缺点。比如，健康整齐的牙齿，数年过去也不见减少的浓密秀发，抑或糖尿病、高血压等家族遗传病。这种遗传病还包括精神疾病和抑郁症。

人类个体一出生，他们就会显现出这些遗传现象，不管是优点还是缺点，其中出生时出现多指或者多趾就是一个例子。有一部分现象显现时会更晚些，例如癫痫、哮喘、痛风、高血压、癌症和老年性白内障（这是唯有当人在 60 岁之后才会出现的慢性病）。

这些遗传现象有一个特点，就是一种性别上发生某种情况的概率会比另一种性别更高。有两种常见的临床病症就是用性别区分的遗传现象：贫血和先天性红绿色盲（也叫先天性色盲）。只有男性才会出现这两种疾病，女性身上从不会出现。最明显的例子就是贫血。其中，最为常见的情况是祖父患有贫血症，女儿是健康的，而外孙则出现同样的贫血症。男性的下一代从来不会直接遗传父亲的贫血症。不管是男性还是女性，所有男性的下一代都是健康的。贫血症父亲的女儿没有贫血症状，但是她体内会携带贫血症基因，并将贫血症的基因遗传给她的下一代。

解剖台上躺着一对年仅 15 岁双胞胎的尸体。我开始解剖这两具冰冷的尸体。头部并无什么特别之处。下一步就是去除胸骨。这个时候，出现了一件很有意思的事情，尸体内有一个久存性胸腺，这个胸腺组织还存活着。一般来说，在孩童身上才能发现胸腺。它占了一大片面积，自胸骨的上边缘一直到心脏的位置。进入青春期后，胸腺则开始快速萎缩并在短时间内全部消失。当人体到性成熟阶段，只有一小块脂肪和之前腺体的纤维组织。

胸腺对人体成长的影响是至关重要的。如果它萎缩的速度太快，人体就难以成长，或许会成为侏儒，此外，其胫骨会变得很脆。部分孩童在死亡时并未发现明显原因，也没有出现生病的症状，当解剖这些孩童尸体时，经常会发现发育速度过快或者腺体分泌过多的情况。我还在另一部分人群中也多次发现了分泌过多的情况，那就是一些很容易被感染性疾病侵害的年轻人。

所以当我发现这对双胞胎身上有胸腺时，我认为这具有极为重大的意义，是因为这样两具 15 岁的双胞胎尸体不但还有存活着的胸腺，而且这胸腺比一般的更大。通常来说，12 岁时，这胸腺应该消失才对。我又对另外两对双胞胎进行解剖，年龄分别是 15 岁和 16 岁，他们身体里的胸腺已经萎缩了。

我取下了 8 对同卵双胞胎脊柱的颈椎部分。第 4 节和第 5 节的椎骨出现了异常现象，这些椎骨在 12 岁或 13 岁还是在开放状态，并未闭合，连 15 岁和 16 岁孩子的情况亦是这样。这个奇怪的情况是一种病理状态，叫作"脊柱裂"，后果或许会十分严重。

人体的发育都是从脊柱两侧开始的，换句话来说，朝着颅骨方向向上延伸，朝着骨盆方向向下延伸，更准确地说，是朝着尾骨的方向。两个方向分别和颅侧发育及尾侧发育相对应，这由大致的发育方向决定。在目前这个病例中，全部双胞胎无一例外都是偏颅侧发育，故而可以发现"脊柱裂"和仍未闭合的横骨是退化的一种表现。

另外，我还发现了一个异常现象，其中 5 对双胞胎身上的第十对肋骨没有定位。一般来说，胸骨和肋骨连接，而现在它却"断层"了，这是由脊柱朝着骨盆方向不规则地生长导致的。

我用我毕生所学的最为科学和精准的语言记录下了这些奇怪的观察结果，写在解剖报告里。之后的整个下午，我和门格勒博士深入地讨论了一番，想要解决几个疑点。在解剖室和实验室里，我的身份从一个低贱的集中营犯人切换到了医学代表，我一一说出自己的观点，并用证据加以解释并补充，好像在开一次医学会议一般。我多次反驳了门格勒博士的想法，更和其假设持有完全不同见解。

我认为，我的态度和推断的理由，甚至我不会乱说话的性格，都是好品德。门格勒博士因我的这些表现，在我们生动地讨论时，递了一支烟给我，似乎他在这个时候已将我们的关系抛诸脑后，要知道，就算是党卫军在他面前也会恐惧。

25　家人在何处

　　有一天，我正在解剖一具年龄较大的男性尸体，发现其膀胱中有些极为漂亮的胆结石。因为门格勒博士非常喜欢收藏这些东西，我便将这些结石洗净晾干，放在一个广口烧瓶里，又塞入玻璃塞。随后，我在烧瓶外侧贴了一个标签，标注了这个人的姓名、结石的名称和它们的病理学特征。翌日，门格勒博士过来视察，我便把这个烧瓶给了他。他大大赞赏了这些漂亮的结石，反复旋转着烧瓶，认真观察着手里的物品。忽然，他扭头转向我，问我有没有听过华伦斯坦勇士的歌谣。这个问题和当时的环境完全不协调，但是我还是做出了回答："我听过华伦斯坦勇士的故事，但不太清楚和他们相关的歌谣。"

　　然后，他面露微笑，开始用德语背诵起来，英语翻译过来意思大致是这样的：

　　"在华伦斯坦家族里，胆结石比宝石还要多。"

门格勒博士接连背了好几段差不多的搞笑歌谣。因为他当时心情甚好，我便决定提出一个请求，希望他能答应，让我寻找妻子和女儿。当我将心中所想说出之后，我意识到自己过于大胆了，但是已经太晚了。他无比惊讶地看着我。

"你已经有家庭了，还有自己的孩子？"

"是的，长官。我之前已经结婚了，我的女儿今年 15 岁了。"我强忍着兴奋的心情对他说。

他又问我："你觉得她们还在这里？"

我回答道："是的，长官。我们在 3 个月以前刚来这里时，您筛选出她们并安排站在右边一列了。"

他说："或许她们已经被送去另一个营地了。"

忽然，我想到了焚尸场的浓烟，她们或许已经随着飘散的浓烟去了天上的营地。门格勒博士在那里坐着，头向前倾斜着，似乎思考着什么事情。我一直在他身后站立着。

他手指放在嘴唇旁边，严肃地对我说："我会发给你一张通行证，让你去寻找她们，但是……"

"我明白了，谢谢您，长官！"

之后，门格勒博士便离开了。我拿着一张通行证走到自己的房间，心情十分好。当我走到自己房间后，我便立刻将通行证上的文字读了出来："A8450 号犯人经过授权，可以在集中营范围内自主活动。（签名）门格勒博士，党卫军一级突击队中队长。"

从我过往的经验来看，集中营里从来未出现过这样的事情。我实在不清楚应该从什么地方开始找起。女性均被关押在 C 营、B3 营区和 FK4 营区。根据我所了解的，绝大多数匈牙利女性被关押在 C 营。因此，我打算先去那里看看。

翌日醒来时，我感觉浑身很疲惫，基本上整夜没睡着。我心头一直被恐怖的疑问缠绕着。3 个月的集中营生活十分漫长，她们或许发生了很多我不得而知的事情。我在集中营的身份令我清楚地知道这血腥的集中营内所发生的所有事情。

我去值班室告知值班人员我会离开一会儿，同事们与我暂别。他们都祝我好运。虽然时间还早，可当时正值 8 月，当我开始踏上这段 3 公里的路程时，太阳光已经十分毒辣了。C 营距离我这里的直线距离很近，但是我必须在铁丝网内行走，所以绕了许多弯路。我从被电网包围的中立区走过。当有人走在迷宫般的电网中时，行走之人会在无警告的情况下被射击。摩托巡逻队经过我的身边，他们脖子上挂着一块用德语写的"营地警察"的标志牌。好几支这样的巡逻队从我身边经过，但是没有人来找我问话。

快到 C 营时，巨大的铁门已经隐约地出现在眼前，大门两边有很多陶瓷绝缘孔，用带刺的铁丝网进行了加固。入口处和其他营地一样设置了警卫室。几个党卫军士兵正悠闲地站在阳光下。他们打量了我一番，因为我的身份非同寻常，所以他们并没有问我什么。他们不会干预同事的工作，一个警卫坐在警卫室的窗户边上。

我向那个警卫走过去，向他出示了我身上的编号。他用期待的目光看着我。我拿出了门格勒博士签过名的通行证。待他仔细检查完毕之后，便示意其同事为我开门，之后问我在里面会待多久，并在登记本上记下来，这是他平时需要做的工作。

我安静地对他说："会待到中午。"待两个小时已经很好了，但是一般来说，用一包香烟来打点警卫就能够获得其批准。我递上了一包烟，然后走进 C 营。

C 营的主路给我一种较有生机的感觉，主路两旁是破烂且已褪色的绿色营房。一个妇女正在搬运一大铁桶热汤，这里 10 点钟开始供应午餐。另一支队伍的公路派遣员正紧张地搬运石头，整修营地内的道路。还有许多女性正在主路两侧晒着太阳，伸展着四肢。她们穿得极为破烂，被剃光了头发，看上去相当可怜。许多人在地面上坐着，身上的衣服极为不可思议，有个人竟穿着没有袖子的晚礼服，她们互相为对方或为自己捉虱子。她们显露在外面的皮肤已经肮脏不堪，满是脓疮。这个营地经常会将犯人送去更远的营地。据我的了解，营地挑选出去的人大都身体不错，留在这个营地中的人身体相对差一些。那些被送出去的人真是幸运儿，她们有可能活下来，而剩下的人则将走上吉卜赛人之路。

我慢慢地走向第一排营房，耳边传来了哭叫声。那些看上去衣衫褴褛的人原本躺在地上或者伸展着四肢，见到我之后便立刻恢复了精神，离开了刚刚所在之处，向我涌过来。约有 30 多个人认出了我，将我团团围住，急切地询问她们的丈夫与孩子的情况。

她们能将我认出来的原因是我还有个人样。但是，她们的变化太大，我却认不出她们了。被这么一群吵闹的人围住，我当时相当尴尬。

慢慢地，涌过来的人越来越多。她们每个人都想知道关于自己家人的消息。在这 3 个月中，她们一直在难以想象的管理体制下担惊受怕地生活着。每个星期，这里都会进行一次筛选。她们在这 3 个月内开始惋惜曾经，担心未来。

有个妇女问了我一个和焚尸场有关的问题，她问道："白天时，那烟囱里飘散出来的滚滚浓烟是什么呢？晚上时，烟囱里冒出的火光又是怎么一回事？"我试图抚慰她的心情，否定她的心中所想。

我反复多次地回答她们所提的所有问题："那都是假的，另外，战争马上要结束了，我们很快就能回家了。"这些话，连我自己都不会相信。

我没有得到任何与我的家人相关的信息，便离开了她们。我走进第一排营房，那里的管理员是一个年轻的斯洛伐克女孩，我拜托她帮我呼叫我家人的姓名。每一个营房大约容纳了 800 至 1000 个女人，她们的床铺靠着墙一字排开，互相叠在一起。在这里呼叫一个人的姓名较为困难。单一的呼叫声难以覆盖几千个人的声音。过了几分钟，管理员回来了，对我说她做了无用功。我还是表达了对她的感谢，紧接着走进第二排营房。

这个营房的情况和先前的也差不多，相同的情形和结果再次上演。然后，我走进第三排营房，在营房中间站着。按照先前的做法，管理员帮我呼叫我家人的姓名。几分钟过后，我的妻子和女儿在她们的陪伴下走了过来！

她们拉着彼此的手向我走来，她们因恐惧而瞪大了双眼，因为她们知道如果按照人头被点名呼叫会产生的结果。她们认出了我，忽然惊讶地停住了脚步，感觉双脚扎进了地面。我向她们走过去，分别牵起她们的手，抱住了她们。她们泣不成声，满足地留下了泪水。我试图抚慰她们，但是人潮开始涌向我们。这种情况下，我们肯定不能深入交谈了。我向管理员提出暂时借用一下她的小房间，我们一家人随后走了进去。

她们向我讲述了这 3 个月的时间里她们经历的伤心事：恐怖的筛选，但是她们每次都逃过了，她们每每想到筛选就会心惊肉跳，因为她们生活的地方和焚尸场烟囱很近。

她们衣着破烂，遭受着饥饿和寒冷的侵袭。营房内漏雨十分严重，她们的衣服很难干透。她们吃不下饭，连睡眠质量也不好。她们睡觉的地方可以容纳 7 个人，但硬生生地塞进去了 12 个人。原本在养尊处优的家里生活的女性相互推来推去，想为自己争夺多一些的空间，让自己可以睡个好觉，即便这么做会令她们的同伴受伤。这里的所有人都失去了原本的品格。不管是友人还是陌生人，每一个人都只在乎自身的利益，不想为他人做出让步。我的女儿对我说，因为母亲所睡的铺上没有人腾出空间给她，她只能睡在水泥地上。我的妻子询问了我工作相关的问题。我和她说我是门格勒博士的助手，同时是特遣队的一名成员。这 3 个月的集中营生活，她们很清楚特遣队就是"活死人"小分队。她们惊讶地看着我，我竭尽所能抚慰她们的情绪，答应她们明天我会再来看她们。

26　我要离开 C 营

我找到家人的消息轰动了焚尸场。我去服装部取了一些厚衣服、袜子和亚麻布，又去清洁用品部取了梳子、牙刷、指甲钳和折叠小刀。接着，我又去药房拿了一些治疗脓疮的药膏、维生素片和我所能想到的一切可用之物。我打包了一整袋，这些东西我的妻子和女儿应该够用了。另外，我又往我的麻布袋放入了一些食物，比如黄油、面包、糖和果酱等，这些东西的数量多到可以分一些给其他犯人。我带上准备好的物资，又去了 C 营。但是好事总有到头的一天。

我连续 3 个星期每天都去 C 营。但是，我最担心的一天还是来到了。我早就知道，在结束了清算捷克营和吉卜赛营之后，我们总有一天也会被灭绝。对于在奥斯维辛带刺铁丝网里过着痛苦生活的每个人，这一天早晚会到来。

某天下午，我在实验室的工作室旁坐着。蒂洛博士和门格勒博士走了进来，他们正商量着与集中营管理相关的事情。门格勒博士似乎做出了某个决定，他站起身，对蒂洛博士说："C营那些身体羸弱的犯人不能继续养着了，我计划在之后的两个星期内清算完这些人。"

我经常遇到这样的情景，他们就当我不存在般商量着最机密的事情。但是，我毕竟不是真正的活死人，真正的活死人才没有存在的意义。

门格勒博士刚刚打算清算C营的决定动摇了我的内心，因为这不仅仅和我的家人有关，还有那些不幸的同胞们，我一定要做一些事情。

门格勒博士和蒂洛博士前脚刚走，我便急忙前往D营，那里成立了一个党卫军小队，专门用来监管由外国犯人组成的劳动队。德国所有劳工队伍需要的犯人都在D营。管事者是一个二级小队长，我和他在他的房间里单独会了面。我介绍了自己，并出示了门格勒博士给我的通行证。

我向他讲述了我的家人在C营的事情。在门格勒博士的帮助下，我有幸找到了她们，尽我的全力去帮助她们。但是，我得知了C营的未来，因此我打算将我的妻子和女儿送走。他答应了会给予我帮助。

那个星期，C营将有两支3000人的队伍被送去德国西部的战争工厂。他说："这些工厂可以说是最好的去处，并不是因为灭绝才会给予住宿和食品，而是作为那里的工人就能享受好的条件，以确保工厂的最大生产能力。"

我在他的桌子上放了约100支香烟。他接受了这些，答应我，如果明天我的家人主动站出来，他便会安排她们二人进入这两支队伍中。我得到了我想要的结果。我快速前往C营，我需要做一件更加困难的事情。我必须让妻子和女儿理解我为何要送她们离开。但是我不能向她们说出真实的原因，因为如果我显露出了惊慌的神色，我们每一个人或许都会丧命。我们一家人聚集在管理员的房间里，我试图让我的妻子和女儿了解自己现在的处境，不管我的内心有多么不舍和难过，现在的情形是她们必须离开。她们将要失去我的帮助。

我短期内不能再见到她们，不能帮助她们，尽管我有多么享受这种乐趣。这个星期，我将再次面对和她们的分离。她们将会主动加入其中一支队伍，或许是第一支队伍。我和妻子解释说，出于特别严肃的动机，她们必须离开，所以，我让她转达给所有的熟人，一起主动成为志愿者离开这个地方，但是她并没多说什么。

我想要补充一点，在筛选工人时，志愿者们会被党卫军委员会优先放入队伍中，唯有当人数不足时，委员会才会随机选些人进入队伍。但是，主动加入的人并不多，因为没有人想放弃目前不用劳动的生活，而选择另一种需要付出劳动的生活。在这种食物都无法充足供应的集中营，没有人愿意付出劳动。这些女人啊，真是可怜又目光短浅，如果她们知道了第三帝国集中营的做法，她们就会知道不劳动的人是无法长期存活下去的。

我的家人很清楚这一点，不管怎样，她们相信我的出发点一定是好的，并答应我在筛选一开始就主动加入。我向她们道别，并承诺两天后再去看望她们，会给她们带上一些路上吃的东西和厚衣服。

过了两天，我带着食品和衣物又去了C营，和她们再次告别。但这一次，我不是一个人。我心想着，我带着这么一大堆东西，在

C 营大门处或许会有事情发生。或许我快要到时，一些高级军官就在不远处，好奇我这包物品。因此，我拜托了一个焚尸场的党卫军，我曾经治愈了他的胸膜炎，他便帮我搬着这些物品。这一回，我没有去营房找我的家人，而是让人把她们叫到铁丝网围栏的偏僻角落。我们在那里聊了一会儿。隔着铁丝网，我把一大包东西丢给了她们。这个地方很偏僻，没人发现我们在做什么。我们之间隔着铁丝网，甚至无法亲吻道别。

我们一同度过了最后一段时间，妻子安慰我一切都在按计划进行中。她们成功被筛选进了劳工队，没有借助二级小队长的帮忙。很多人也听了我妻子的建议，主动成为志愿者，我听完十分高兴。

27　C营里的女犯人

　　三天后，我又去了一趟C营，确定我的家人已经从那里离开。她们确实是随着3000名犯人组成的劳工队一同离开了。她们的未来将会是怎样，我无从知晓，但是可以肯定的是，如果她们继续留在集中营里，就是死路一条。她们现在幸运地离开了这个地方。不断有消息证明，战争已接近尾声。第三帝国已经为自己掘好了坟墓。这个重要时节，我内心感觉集中营犯人生存的机会其实和集中营的距离有着密切的关系。也就是说，我最后能够活下来的概率越来越低。

　　但是，不管我的未来会是怎样，既然我的妻子和女儿已经离开了这个注定面临死亡的集中营，我死也安心了。当我想到死亡时，我并不觉得害怕或绝望，可每当想到之前11支特遣队悲惨死去的经历，想到将要面对的结局，还要以冷漠的态度面对，内心已不能再次激起波澜了。

我从 C 营离开时，久久注视着前方那排老旧的营房。想到眼前的营房是我们的女性同胞和孩子所在的地方，内心不免产生悲痛伤感之意。曾经，她们仪态迷人，打扮精致，而如今却都是光秃秃的脑袋、羸弱的身子，整个人像稻草人一般。她们已经完全被夺去了做人的尊严，唯有形体飘荡在世上。

我返回焚尸场时，感觉自己在微微颤抖，一下子想到秋天到了，如今快要进入 10 月了。北风从白色山顶处吹来，吹过铁丝网，百叶窗也发出诡异的咯吱声。深灰色的天空中，一群乌鸦飞过。只有乌鸦才会来到这个被上帝遗弃的地方。焚尸场上空的滚滚浓烟在北风的作用下飘散进人们的鼻腔，那是独特且熟悉的焚烧肉体和毛发的混合味道。

我颓废地度过每一天，经常失眠。我已经灰心丧气了，因为我失去了全部期盼。我和家人分离之后，内心满是空虚，每每一个人陷入呆滞状态。过去几天的奥斯维辛是那样的寂静无趣。我看到一些糟糕的迹象，内心产生强烈的预感，感觉马上要发生一些更加血腥的事情。这第十二支特遣队已经工作了 4 个多月。我们认为自己快要油尽灯枯了。我们可以存活的日子基本上可以数出来，顶多还剩一到两个星期。

门格勒博士完成了原本定下的清算 C 营的计划。每天夜里，50辆卡车便载着 C 营的犯人前往焚尸场，每批 4000 人。这样的景象真是恐怖！长长的一队卡车，车头处的灯光划破了黑暗的寂静，每一辆车上有 80 名女性，有些人在痛苦地尖叫或哭泣，有些人则因害怕而瘫软在车上。当卡车货斗逐渐抬起，这些女性被倒在了通向毒气室的楼梯处，她们被命令脱光了衣服，全身赤裸。她们到了楼梯口，立刻被推下去。她们很清楚自己将要面临的事情，可被这样残忍体罚且冷酷禁锢4个月后，她们的内心已经崩溃了，不再进行任何行动上的抵抗，甚至都不知道疼痛是什么滋味。她们被赶进了毒气室。这段时间，她们一直胆战心惊地活着，厌倦了被残害和被烦扰，她们安静地等着医生的"帮助"，那就是死亡。她们认为自己已经失去了生命的所有意义和目的，这样活着只会延长她们痛苦的时间。

她们来到这里可是经过了漫长的路途，这段路程充满了无法想象的痛苦。起初，她们被剥夺了自己美好、温暖的家。之后，她们同自己的家人们一起被送往和城镇距离甚远的砖窑，她们在那里生活了几个星期，住在被雨水冲刷而成的沼泽中。那里被称为"犹太人区"，每天会有专门人员将她们分组并带去特别设计过的刑讯室，那里有最新的刑讯工具，让她们"交代"。她们在那里被摧残、被质问，疼痛缠身，直到说出家中值钱物品所藏之处，抑或交托给了某个人。很多人因这样的刑讯拷问而死去。幸存下来的人会"安心"地发现被送上闷罐车，每辆车装着80到90人，意味着她们将离开刑讯室。

至少她们的内心是这样想的。她们在闷罐车里待了四五天，眼前的人逐渐死去，尸体越堆越高，直到最后，她们来到奥斯维辛集中营的犹太人"卸货坡道"。

之后她们会经历的事情，我们已经知道了。她们和家人一一分离时，内心快要崩溃了。在筛选阶段，她们十分担忧地被选到右边一列，然后进入了 C 营。但是她们在走进肮脏不堪且满是细菌的营地前，还必须接受"沐浴"的羞耻环节。这正是为了让她们完全抛弃仅存的一丝人格尊严。

工作人员粗暴地剃光她们的头发，剥去她们的衣裳。在结束沐浴后，她们会领到一套囚衣，但这只能说是破布，即便是乞丐，出于内心的尊严也不会去穿它。她们穿上这套衣服，第三帝国将呈上另一份大礼：虱子。

被这般"款待"之后，她们在集中营铁丝网内的囚禁生活便正式开启，她们其实是一个个活死人。吃的食物甚至可以说是肮脏的洗碗水，只能维持她们不死，但是并不能让她们活得像个人样。她们根本得不到蛋白质的供应，这令她们的双腿重得像注铅了一般，她们因为缺乏脂肪而变得全身浮肿，月经也没有了。久而久之，她们变得急躁，神经愈发紧张不安，常常伴有偏头痛和流鼻血。维生素 B 的缺乏令她们患上了嗜睡症和健忘症，她们常常记不起来自己曾经那个家的街道名或门牌号。双眼虽然还能动，但是已经失去了智慧的光芒。

生活在这样的环境中，她们每天还得被命令去集合点名，这个过程长达好几个钟头。如果她们晕倒，便会被粗暴地猛浇一桶冷水，待她们醒来，目光总会捕捉到前方飘散在集中营各处的滚滚浓烟，抑或从焚尸场烟囱里冒出的火焰。每一天，浓烟和火焰都在冲击着她们的内心，她们如今在另一个世界的大门外活着。

C 营的女犯人在焚尸场大门附近待了 4 个月，只用了短短 10 天便全部进入了那扇大门。在那里，4.5 万个备受凌辱的女性无奈失去了生命。C 营被沉重的寂静笼罩着，这里发生了数不尽的悲惨故事。

28 特遣人员的反抗

特遣队等待着时机，准备放手一搏。日子一天天地过去，恍惚间，一星期、一个月地过去，我们的内心逐渐被恐惧填满。我们知道再过几天，死亡将会降临，我们将化作一堆堆随风而逝的骨灰。我们已经做好了迎接死亡的准备。我盘算着时间，等待党卫军刽子手将我们带走。

1944 年 10 月 6 日一大早，从瞭望塔那里传来一声枪响，一个集中营的犯人被枪杀了，当时他站在中立区的外面，具体来说是在集中营的第一道和第二道防护线之间。这个被杀死的犯人原本是一个苏联军官，他曾经试图逃离战俘营，但是没成功，便被送到了这里。他这次或许又在试着逃离，但是被警卫击中了。

门格勒博士从政治部带来一些党卫军，到事发地点进行常规检查。如果被枪杀的是犹太人，他的尸体会即刻被抬到太平间，再从那里运去焚尸场，事情就这样结束了。而现在这个被枪杀的人是一个苏联军官，营地档案库中有他的姓名和详细的个人信息，因此，与常规的做法不同的是，需要就他的死因提交一份验尸报告。门格勒博士在现场进行调查时，命人将死者的尸体运往焚尸场，还要求我提交一份验尸报告。我需要在下午 2 点半之前准备好这份报告。随后，门格勒博士会命人来取，并亲自对尸体进行检查，核对报告结果的正确性。

早上 9 点，门格勒博士从解剖室离开。我将尸体放在了解剖台上，如果那天不是 10 月 6 号，我原本可以在半个小时左右就彻底结束验尸工作，但是那天是这一批特遣人员活着的最后一天。我们对未来是未知的，但是我能够感觉到死亡在逐渐逼近。

所以，我完全没办法工作，我走出解剖室后返回自己的房间，打算吃一粒对身体有好处的安眠药。我开始接连不断地抽烟，神经已经完全绷住了，完全没办法静下来。我又走进了焚化室，看到特遣人员们在那个房间敷衍地工作，尽管焚尸炉的前面堆了几百具尸体。房间里有一堆堆的人聚在一起悄悄说着什么。随后，我又走上楼梯，来到特遣人员生活的地方，这个时候，我便发现了一些异样。通常来说，值夜班的人会在早上集队结束并用完早餐后就上床休息。可现在都 10 点钟了，每个人都是一副清醒的样子。我还发现，虽然 10 月温暖的阳光将房间照得分外明亮，可他们身上还穿着毛衣、运动服和靴子。很多的人拥挤在一起说悄悄话，还有些人正兴奋地走来走去，开始打包行李箱里的衣物。显而易见，这里正在密谋策划着一些事情。可究竟是什么计划呢？我走进了特遣队队长的房间，看到所有夜班执勤队的队长正在桌边坐着，其中包括工程师小队长、机械师小队长、司机队长和毒气室特遣队队长。当我坐下来时，特遣队队长拿起桌上几乎快空了的酒瓶，给我倒了一杯白兰地。这是一款来自波兰的白兰地烈酒，十分有名的小茴香白兰地。我拿起杯子，一饮而尽。当特遣人员一点点地度过这短暂的 4 个月，烈酒虽然不能延长我们的寿命，但是它还是可以缓解我们内心对死亡的恐惧和担忧。他们详细地和我讲述了计划的全过程。从目前的证据来看，这次清算应该不会在今天进行，或许是明天或后天。然而，他们已经制订了详细的计划，这 860 个人打算强行从集中营冲出去。计划的时间在今天半夜。

如果我们成功逃出了这里，就会前往 2 公里外的维斯瓦河的拐弯处。每年到了这个时候，河水都变得很浅，很容易就能涉水过河。距离维斯瓦河 8 公里的地方有一片很广阔的森林，几乎到了波兰的边界。我们预计可以在森林里待几周，甚至，如果情况必要，我们也可以住上几个月，相对而言，那里较为安全。我们或许会在路上遇到游击队员。我们有足够数量的武器装备。几天以前，奥斯维辛的联合工厂送来了一批 100 箱左右的烈性炸药，那个联合工厂是军需品工厂，里面的劳工是波兰的犹太人。德国纳粹曾用这种炸药炸毁了铁路线。除了这些装备，我们另外还有 5 挺机枪和 20 枚手榴弹。

其中一支小队的队长说："这些应该足够用了，因为我们这次的计划是突然袭击，我们用左轮手枪便能解除党卫军的武装。随后，我们可以悄悄地进入他们的宿舍，逼迫他们跟着我们出去，一直到我们利用完他们。"

1 号焚尸场会用手电筒发出进攻的信号，2 号焚尸场在接到信号后传到 3 号焚尸场，一直到达最后的 4 号焚尸场。我认为这个计划是可行的，原因很简单，还在运转的只有 1 号焚尸场，它在下午 6 点就会停止工作，意思就是夜晚执勤的特遣人员在那个晚上不需要工作。在这样的背景之下，党卫军士兵便会放松对他们的监视。每个焚尸场只配备了 3 个党卫军警卫。

我们结束这次交谈之后，没有再聚集过，一直到了天黑，并做好了计划。在收到信号之前，每个人还是照常做好手里的工作，小心谨慎地避免任何可能会引起怀疑的行为。

我再次走过焚化室，返回了自己的房间。看上去每个人的工作都比平时做得更慢。我和其他两个同是医生的同事说了有关逃跑的计划，但是我还是克制住了没有告知实验室助手。如果开始了行动，他们肯定也会被卷进这场混乱中，但是我觉得现在还不到告诉他们的时候。

时针转动的速度很慢，好似被灌了铅。接着，午饭时间到了。我们慢悠悠地吃着，吃完后便去焚尸场的院子里晒太阳。秋天的太阳斜斜地洒在地面上，我们享受着暖洋洋的阳光。我发现一个党卫军警卫也看不到。但是，这也不是十分奇怪的事情，以前也发生过好几次。

大门关得紧紧的，他们一定是待在房间里。焚尸场外面有些党卫军正在自己的岗位上执勤。因此，我没怎么重视看不见党卫军这件事。我默默地抽着烟。一想到再过几个小时我们就能够远离这个恐怖的集中营获得自由，我的头脑里出现一片乌云，从我第一天到达这个集中营，不知不觉地乌云便出现在了我的头脑中：就算我们这次行动失败，也没有可失去的东西了。

我看了看手表上的时间，已经下午 1 点半了。我站起来招呼我的同事和我一同处理尸体，这样在门格勒博士到达时，我们就能递交验尸报告。他们跟在我后面，默默地一起进入解剖室，我们马上进行验尸。其中一个医生在做解剖工作，而我则用打字机将他的发现记录下来。

当我们工作了差不多 20 分钟时，忽然，从外面传来一声巨大的爆炸声。空气变得安静下来，但是紧接着，我们又听到了接连不断且带有节奏感的机枪射击的声音。我在大窗户那里的绿色防蚊网往外望去，看到 3 号焚尸场的承重梁和红色瓦片屋顶完全散架，眼前是一片漫无边际的火焰和浓浓的黑烟。一分钟时间不到，我们在解剖室的门口就听见了机枪扫射声，但是我们什么都不知道。我们原本是计划在半夜发起行动的。我想到了两种可能的情况：也许有人将我们出卖了，党卫军开始阻止我们逃跑；或者是营地被很多游击队员攻击了。奥斯维辛的上空开始响起沉闷的警笛声。爆炸声愈发响了，伴随着轻机枪的嗒嗒声。之后，外面又传来重机枪刺耳的射击声。我已经做好了决定，不管这次突发事件是由以上哪一种原因引起的，最好的应对策略就是先待在解剖室观察外面的情况。我从窗户看出去，看到来了大约 80 辆卡车，第一辆在焚尸场的门口停下。从车上跳下来半个连的党卫军，按照队形列队站好。

我观察着会有什么事情发生。1 号焚尸场已经被特遣人员占领，他们在每个窗口或门口向外面的党卫军投掷手榴弹或者用机枪射击。从我的角度来看，他们的防御有一定的效果，我看见倒下了好几个党卫军，有些死了，有些受了伤。党卫军面对这样的情形，打算使用更加激烈的办法。他们带来 50 条经过训练的警犬，在特遣人员所在的 1 号焚尸场的后墙那里放开它们。可因为一些奇怪的原因，这些原本凶残且听话的警犬一动不动，它们的耳朵垂着，两腿夹住了尾巴，在党卫军主人的背后躲着。或许是因为按照平日的训练，警犬只会攻击穿着条纹粗布衣服的犯人，而特遣人员的衣服并不是那样的；又或许是因为警犬一直以来都对付那些羸弱且没有任何武器的犯人，这突如其来的炸药味、烧焦的尸体、激烈战斗而产生的混乱和噪声令它们害怕。然而，党卫军立刻就发现了自己的错误，当难以削弱对方火力时，他们拉来了几门榴弹炮。

特遣人员们难以招架住这样的攻击。他们发出大声的叫喊声，从焚尸场的后门冲了出来。他们边撤退边射击，铁丝网的某个地方已经提前被割开了，他们从那个出口向外冲，向维斯瓦河的拐弯处跑去。

双方战斗最强烈的时间持续了 10 分钟左右。瞭望塔那里发出的巨大的机枪声和轻机枪的爆炸声混合在一块儿，这中间还夹杂着手榴弹和炸药爆炸的声音。但是，顷刻间环境变得安静起来。

全部党卫军在焚尸场上集合，只剩下两门未曾开火的榴弹炮。他们固定好了机枪的卡销，开始往焚尸场建筑的每一个位置射击，甚至是地下室和地下一层。解剖室来了一批党卫军。他们举着机枪对着我们，将我们包围住，之后将我们赶到院落里，这个时候天正下着雨。他们随即命令我们趴在地上。他们严肃地命令着我们："全部不许动，谁要是敢抬下头，就让他吃枪子！"几分钟之后，我从脚步声中感觉到另一队党卫军也聚了过来，同时带回了许多特遣人员，还命令他们像我们一样趴在地上。因为我的脸部朝着地面，所以并不清楚他们的具体数量。又过了 3 分钟左右，又来了一些特遣人员，他们也被命令趴在地上。

当我们在地上静静趴着时，突然被一阵乱打狂踢，我们的头部、后背和肩膀受到了冲击。我的面部感觉到了鲜血的温热，然后流到我的嘴角，伸出舌头能尝到它微咸的味道。但是，真正令我受伤的是第一次打击：我感觉头昏脑胀，耳朵也嗡嗡作响，脑袋里变得空白一片。我感觉不到任何事情，自己似乎正逐渐走向死亡的大门。

我们大概在地上趴了 20 多分钟，等着身后的那些党卫军向我们射击。这个时候，我知道，只要他们想让我们死，他们随时可以对我们开枪。那是焚尸场里最快且最不恐怖的死亡方式之一。我幻想着我的头将在子弹的冲击下迅速爆炸，然后头颅将碎成千万个碎片。

突然，耳边传来了车子的声音。我心里想着那一定是门格勒博士来了。党卫军都等着他。我不敢抬眼去看他，但是我听出了他的声音。一个党卫军发出了命令："医生们，都请起身！"我们四个人一一站起来并立正，等待着门格勒博士的下一个指示。门格勒博士命令我们走过去。我的脸上和衬衫上满是鲜血，衣服还粘上了泥土。他旁边站着 3 个高级党卫军军官。门格勒博士询问我们为这次的行动做了些什么。

我回答他："我们什么都没做，要是执行一级中队长的命令也算做错事的话，那就算做了吧。事情发生时，我们都在解剖那个苏联军官。我们因听到爆炸声而停下了手上的工作，打字机上还有没写完的验尸报告。我们都在自己的工作岗位上待着，我们被他们发现时就在解剖室。"

一个党卫军指挥官确定我们说的是实话。门格勒博士冷眼看了我一下说道："你先去清洗一下，然后回去继续工作吧。"

我和其他 3 个医生同事转身就走，还没走出 20 步，便听到身后一阵枪响。那些特遣人员全都被杀死了。

我没有转过头去，而是走得更快了，返回自己的房间。这个时候，我很想抽烟，但是我的双手不停地颤抖着，撕破了好几张纸。最后，我终于卷上了一支香烟，猛吸了好几口，然后挪动开始战栗的双腿，慢慢走到床边躺下。到了这个时候，我才感觉到因刚刚被党卫军殴打所导致的疼痛。

现在才下午 3 点钟，但是今天已经发生了很多事情。刚刚逃离死亡的经历既难受也没有庆幸的地方。我明白我们只是暂时活下来了。我对门格勒博士和党卫军的心态很清楚。我也充分了解自己工作的重要性，以目前的情况来说，还不能少了我。除我以外，集中营里找不出第二个可以令门格勒博士满意的医生了。即使有，他们也都谨慎地潜藏起来，不让别人发现自己的专业能力，因为一旦被发现便会被门格勒博士掌控，也会因为这个原因而死，就像每一个特遣人员，他们都知道自己只剩 4 个月的存活时间。

　　我的头脑开始冷静下来，站起身往四周望了一下。我想要知道今天下午的事情究竟是怎么回事。真的是有人出卖了我们吗？党卫军是否已经摧毁了整个特遣队，平息了这次暴动呢？如果他们是为了找一个借口，那么"清算特遣队"这样的理由可以说是最好的了。还有一种很大的可能性，党卫军看我们已经期满4个月，正有意清算我们这批人。他们并未被这样的借口迷惑，即使那种集合看上去好像日常宣布事情或平日的集合点名。特遣人员心里很明白，党卫军是来消灭他们的，因此他们只能选择进行抗争。

　　此刻，我的那些同伴们全身赤裸地在焚尸炉前排着队伍躺着。我能认出他们，那是我曾经多么熟悉的面孔，他们在临死前还相信即将迎来自由。他们是被人从倒下的地方用手推车推回来的，那个地方在第二道防护线之内。我们离开时被杀死的那些特遣人员也在这里。当党卫军完全镇压了暴动之后，2号、3号、4号三大焚尸场的尸体都被运到这里进行焚化，党卫军立刻召集了30名新的特遣人员来做这件事情。

　　我旁边站着一个党卫军下士，他正在记录尸体身上的编号。他在我开口询问前对我说，还少了12个特遣人员。除了这12个人，所有的人全死了，活着的人只有7个，其中有包括我在内的4个医生、管理发电机与通风机的工程师、司机首领和一个"私人助手"。"私人助手"指的是分配给党卫军个人的助手，为党卫军的各方面服务，他平时需要照料党卫军的服饰、打扫他们的厨房并接听电话，今天的详细计划就是他告诉我的。他没有出卖大伙儿，他是这么说的：

　　到了下午 2 点钟，3 号焚尸场来了一车的党卫军政治部士兵。他们的指挥官发出命令，让特遣人员集合，但是没有人听令。他似乎看出了一些异样，感觉他们在暗地里策划着什么事情。无论如何，他肯定觉得，如果自己对特遣人员说谎，一定会有更好的结果出现，没人知道这个指挥官是个老手。他站在院子中间，进行了一段短时间的演讲，符合他党卫军的称号。

　　他大声地说：“年轻人们，你们已经在这里干了很长时间的活了。我的上级的意思是，将你们送去休息营。你们可以在那里获得舒服的衣物和充足的食物，你们将会有更好的生活。下面只要是我报到编号的人，就站出来排队。”

　　接着，他开始点名，一开始，他说出了特遣队匈牙利队员的编号，一共有 100 人。他们是集中营里年纪最小的犯人，他们一一站好，没有人进行抗争。从他们的面部神态来看，他们的恐惧比勇气更多。他们立即被一支党卫军队伍接管，被带离焚尸场的院落，进入了 D 营的 13 营区。

　　与此同时，3 号焚尸场的点名还在继续着。接下来是希腊人，他们在列队站立时不像刚才那队那么听话，但还是服从了命令。然后是波兰人，他们一开始轻声抱怨着，最后粗鲁地对党卫军咆哮。党卫军指挥官报出另一个编号，没有人答应或做出什么行动。当这个军官抬头皱眉时，脚边滚过来一个矿泉水瓶子，立刻爆炸了。这是由一个波兰人投掷的。党卫军马上拿起枪，开始朝着混乱的犯人射击，特遣人员们则匆匆地撤退并占据了焚尸场的防御位置。他们部署好之后，便拿出装满炸药的瓶子朝党卫军扔去。忽然，党卫军的机枪开始对他们扫射，还排队站在院子里的希腊人被杀死了，有些人试图逃走，但是当他们跑到大门的位置时，便被打死了。

　　党卫军并未减弱攻势，他们朝着焚尸场的入口移动。这比较困难，因为波兰人在进行激烈的抵抗。他们连续投掷炸弹，并成功地将党卫军阻止在一段距离之外。正是在这个时候，整个区域发出了巨大的爆炸声，在焚尸场附近辗转追逐的进攻者被爆炸冲击了。焚尸场的屋顶被掀起，房梁和瓦片被炸得向四散纷飞，浓烟和火焰不断翻滚着向天空冲去。四桶汽油爆炸了，将整个建筑物炸成了碎末，特遣人员也同样被埋葬在里面。活下来的少数人打算继续抵抗，但是党卫军开始用机枪射杀他们。还有一些特遣人员受了一些伤，但是身子还能动，他们举起自己的双手，同时慢慢走向门口，但是另外一阵爆炸又将他们掀翻到了地上。他们希望知道是怎么回事，但是这个时候焚尸场建筑都一一被大火摧毁，他们很快便死掉了。同时，党卫军将那100个匈牙利人带回院子，当场处决。

　　按照现在的情况来看，暴动先是从3号焚尸场开始。1号焚尸场的工作还是按照往常那样运作着，一直到3号焚尸场发出爆炸声。早已做好准备的人们因这巨大的爆炸声响便立刻开始行动，大家没有完全知晓最初的几分钟发生的事情。原本在焚化室工作的人离开自己的岗位，在房间的角落聚集起来，想知道发生了什么事、下一步应该采取什么行动。

但是，他们没有多余的时间去想这些问题了，因为眼前的党卫军士兵正逐渐朝他们走过来，一边还质问着他们为什么停止工作并且离开了焚尸炉。党卫军很明显不满意小队队长的回答，他用手杖的弯头狠狠敲击着队长的头，命令他们立刻回去工作，每一个党卫军都有这样一把手杖。听说这把手杖还敲了另一个特遣人员的脑袋。但是这个小队队长是特遣队中最强壮的，他被敲打之后只是稍微晃了一下。他满脸是血，但是并没有倒下。他抽出了藏在靴子里的一把尖刀，刺向党卫军的胸口。当这个党卫军士兵倒下时，两个机敏的特遣人员将他抓住，随即打开旁边的焚尸炉，将其头向下扔入了熊熊烈火中。

这次暴动事件只持续了几秒钟，随后人群将另一个党卫军士兵吸引了过来，当他到达时，正好看见一双穿着的靴子从焚尸炉口消失。他便猜到那要么是特遣人员，要么是党卫军，但是正当他在想着这究竟是谁时，一个特遣人员便狠狠地一拳将他打翻在地。有了同伴的帮助，第二个党卫军士兵也被他送入了熊熊烈火。

随后，他们花了仅仅几秒钟的时间，就做好了全副武装的准备，身上携带了机枪、炸药和手榴弹。两方便开始开火，党卫军和特遣人员分别占据了房间两头。一颗手榴弹落在了党卫军的正中间，随即7个党卫军便被炸死，还有几个人受了伤。特遣人员有死亡的，也有受伤的，幸存者发现局势越来越严峻。然而，当看到眼前倒下了越来越多的党卫军，剩余那 20 多个人便脱下了他们的靴子，跑向焚尸场的大门。他们如果获得了那里的增援，定能轻松扭转战局。

接下来所发生的事情是历史性的。只有我们 7 个人还留在焚尸场。12 个人在夜色中成功逃离了，他们顺利地渡过维斯瓦河，然而已经精疲力尽了，他们发现了一座能暂时躲避的房子，心想在那里可以暂时藏身。然而，他们不知道的是，房主通知了正在搜索这个地区的党卫军分队，他们便遭到埋击，又一次被一网打尽。

我躺在床上，快要入睡，忽然我被一阵猛烈的机枪声从迷糊中惊醒。过了几分钟，廊道那里传来了沉重的脚步声。两名党卫军推开了我的房间门，晃晃悠悠地走进来，他们满脸是血。

准备押送他们返回焚尸场的巡逻队员被那 12 个人夺走了武器并攻击。那 12 个人殊死一搏，反抗到底，最后他们在短时间内就被全部消灭。然而，他们也令党卫军受到了严重的伤害，就是我面前这两个请我治疗的人。我沉默着为他们清理伤口。

失去这 12 个同伴，我的内心受到了很大的打击。在付出了这么多努力之后，这么多条生命因此而牺牲，还是没有一个人逃出这个恐怖的地方，没有人可以将这个地方发生的事情公布给全世界。

之后，我了解到，其实外面已经得到了此次暴动的消息。一些曾被关押在集中营的受害者将这些事情说与了同他们一起工作的普通人。另外，一些党卫军士兵也没管住自己舌头。

这次暴动可谓是历史性的，是自集中营建成至今发生的首次大事件。在这次事件中有 853 个犯人和 70 个党卫军死亡，其中党卫军的死亡名单中包括 1 个二级中队长、17 个二级小队长和党卫军士官，外加 52 个突击队员。暴乱令 3 号焚尸场被夷为平地，4 号焚尸场的设备严重损坏，不能继续使用。

29 暴动过去后

那天晚上，我睡得很不好，翌日早上醒来心情十分低落。我的神经比原来更加紧张，甚至连同事们的低语和他们的脚步声也像砂纸般摧残着我。

我和同伴们怀着一种犯罪的情绪再次向解剖室走去。我们途中经过了焚化室。焚尸炉的每一个角落都是那样冰冷。昨天半夜，我们曾经的同伴在这里全部被焚烧成了灰烬。焚尸炉的温度正在下降，但还是能感受到丝丝的温热。30 个新来的特遣人员死一般的沉默，有些坐着，有些则在死者原来的床上躺着。他们工作的第一天就见证了如此悲惨的一幕，因而内心受到了冲击。

但是，这样的状态只持续了几天。没多久，生活便回到了正轨，因为他们很快便开始对美食、香烟和白兰地产生了兴趣。这些外在物品都是焚尸场特遣人员的幸福补救品，更是缓解焚尸场不适情绪的一剂良药。犯人们在经历了营房中无衣可穿的生活后，突然发现这里可以给予他们舒适的衣物，他们便感到很高兴。他们再次拥有了肥皂、毛巾、充足的水和沐浴的机会，再一次可以保持个人卫生。他们看起来就像是新入伍的士兵。再过一段时间，他们就会完全适应这里了。

因为在解剖室无事可做，我便为我的同事们寻找了一些事情。我让他们清洗手术工具，一直到它们被擦得锃明瓦亮，然后将它们分门别类，再收好。经过了几天的暴乱，防蚊网到了该修理的时候了。我坐在桌子旁边，头上裹着绷带和胶布，脑袋里想出了一张请求清单，打算将清单尽快交给门格勒博士。

我想跟他说一件事，也就是焚尸场里没有适合做解剖室的房间，因为不管你在什么地方，都能听到那些受害者在死亡之路上的痛苦尖叫声，那种声音渗入你的骨髓。不管是死在枪下，还是死于毒气，尖叫声都是相同的。我无法集中全部的精力投入到工作中。自从我在这里开始了第一天的工作，自从我了解了11支特遣队最后的命运，我便无奈地生活在一个满是恐惧的地方。我日复一日地等着，4个月都无法战胜内心的不安，一直到迎来我们这支特遣队的死亡之日。

我还想提出另外一个请求，如果将来我的工作被发现存在一些错误，希望他能宽恕我。这是为什么呢？因为就在昨天，1944年10月6日，当我们接到命令正对一个苏联军官的尸体验尸并撰写验尸报告时，我亲眼见证了3号焚尸场爆炸的一幕，我们还被一支党卫军攻击了。党卫军拉出了榴弹炮，还放警犬来咬我们。我们身边不断有手榴弹在爆炸。他们举着装有刺刀的步枪，闯入那个我想要称为"科学研究所"的房间，接着我们被赶到了院子里，并遭受了一顿拳打脚踢。然后，我们在他们的命令下面朝地面趴着。我感觉自己距离死亡只有一根发丝的距离。的确，门格勒博士将我从死亡道路上拽了回来，然而，我只是回到了那充满悲伤的房间，等待我的是另一段长达 4 个月的生命周期。我希望令他承认，昨天下午和晚上我们所经历的事情是那样的令人难以忍受。虽然度过了最糟糕的时期，我还是得为党卫军们处理伤口——5 个小时以前，他们还丝毫不留情地踢打我，并用他们的机枪对着我的脑袋，准备射击。

我想要将这些内容传达给我的上级。但是我最重要的目的是说服他将解剖室和相关的工作人员调去集中营里更适合研究的地方。正当我深思这个问题时，门格勒博士推开门进来了。按照规定，我立刻站起来并立正，面对眼前这个高级长官，大声说道："报告长官，3 个医生和 1 个实验室助手正在做着自己的工作。"

他带着嘲笑的眼神盯着我被绷带缠着的头看。

他神神秘秘地问我："你这是怎么回事？"那种神态似笑非笑。我感觉他问得很自然，看上去他问我的态度，不像假装对昨天的事毫不知情。因此，我没有做出回答。我原本要说的话也逐渐退去，唯有一个令我困扰的请求。

紧接着，我说出了自己都不敢相信的话："报告长官！这里的环境很不适合科学研究。集中营就没有其他更好的地方来作为解剖室吗？"

他态度坚定地盯着我看，一边强硬且冰冷地说道："怎么？有问题吗？你怎么这么多愁善感？"

我说出那些话便后悔了，似乎忘记了在他面前我应当谨慎地表现自己。我说出这番话的这个地方，可是我感性的上司认为是最像家的地方。木柴在这里被点燃后发出了刺眼的光芒，滚滚浓烟盘旋在焚尸场的上方，空气中弥漫着大量尸体烧焦的味道，围墙处不断传来咒骂声和机枪射击发出的带有节奏感的金属的嗒嗒声，每结束一次筛选，或者是每当展示完"焰火"，这个精神错乱的医生便会到这里来休息且放松一下身心，在这里度过空闲的时光。我听从邪恶的奥斯维辛恶魔般的医生的命令，在这个人间地狱解剖了几百具刚被杀死的人的尸体，这些尸体的肌肉被放入电孵箱中做细菌的培养基。他想要研究双胞胎的起因，因为这个原因而坚持做残忍的事情，门格勒博士在这堵血腥的高墙里，常常弯腰坐在显微镜前好几个小时。

但是，我发觉他今天似乎很疲惫。他刚刚从犹太人"卸货坡道"过来，天下着雨，他在那里站了好几个小时，挑选从里加犹太区而来的犯人。虽然还是和平时一样，可"筛选"这件事情已不适合这个时候来说了，因为没有人被划分到右边。两座焚尸场还在运作，里面的人已经满得装不下，甚至是巨大的柴堆壕沟也装不下了。党卫军为了处理新到的犯人，将新的特遣人员的人数增加至460人。

门格勒博士走到桌子旁，他的外套和帽子已经被雨淋湿，但是他并没有脱下来。实际上，他看起来完全没有注意到。

我说："长官，我把您的外套和帽子拿去焚化室吧，只需要5分钟就能烘干了。"

他回答道："没事，不管怎么样，水是不会渗入我的皮肤的。"

他想要看看苏联军官的验尸报告，我便递给了他，随即他便开始读起来。他读了几行之后，又将报告交还给我。

他说："我太累了，你来读吧。"但是，我才读了几行，他再次打断了我，又说道："算了，就这样吧，没有读的必要了。"他双眼一直盯着窗口的方向，有意无意地看着窗户外面。

这个男人身上发生什么了事情呢？难道他对这所有恐怖的事情受够了吗？是他得到什么消息，知道继续做这种事情没有什么意义了吗？还是说他因为接连几个月的神经高度紧张遭受了伤害吗？

尽管我们经历了多次的面对面对话和接触，但是他从来没和我进行过一次私人聊天。可当我看到他此时沮丧的神态时，便鼓起勇气问他："长官，什么时候会停止这一切呢？"

他边看着我，边用德语和我说："我的朋友啊，它会一直持续下去，一直这样下去……"他说的话中，似乎流露着一种放弃的意味。

他从椅子上站了起来，离开了实验室，手上拎着公文包。我和他一起走到他车子的停靠处。

他边说边坐到车子里："你将在接下来的几天接到一个很有趣的工作。"说完，他便离开了。

这个"有趣的工作"的意思一定是一对新的双胞胎，听到这句话，我心里不禁一震。

30 "有趣的工作"

焚尸场已经做好了准备。特遣人员们正在用耐火材料重新打造着熔炉口，给厚重的铁门刷油漆，在铰链处涂上润滑油。通风机和发电机也整天持续运转着。之后，来了一个专家，他来检查各个功能是否可以顺利进行。另外一边，罗兹（Litzmannstadt）犹太人区的犯人也到了。

特别解释一下，这个犹太人区是德国人在 1939 年建立的。起初，这里关着 50 万左右的犯人，他们都在这个巨大的战争工厂里工作。他们可以用付出的劳动获得"犹太人币"，然而这些钱只能买到少量的食物。毫无疑问，艰辛的工作和获得的食物之间存在的差异导致了极高的死亡率。人口数量还因各种传染病大大减少。所以，到了 1944 年秋季，犯人人数从一开始的 50 万直降到 7 万。

如今，这些剩下的人也迎来了他们的死亡时刻。他们以 1 万人为单位集合在犹太人"卸货坡道"。95% 的人会被选入左边一列，剩下的 5%

则排在右边。

他们在犹太人区生活的五年时间里，受尽了摧残和迫害，他们因受到诅咒的民族的悲惨命运而直不起腰，因过度劳作而早早地衰老。他们到"卸货坡道"时，看上去是那样的冷漠。就算当他们进入焚尸场大门，意识到自己就要死了的那一刻，他们表现出来的态度依然是丝毫不在乎。

我走到楼下的脱衣室，地上堆满了他们的衣物和鞋子。可那种用破皮革和木头做成的鞋子难以挂在衣架上。他们对分配给他们的衣帽架号码完全不感兴趣，手上的行李被他们随便放在地上。特遣人员需要将这些东西进行分门别类，他们打开了一些行李，给我看了里面的东西：水、亚麻籽油和用玉米面做成的几块饼干，其中几个箱子里面还有三四磅燕麦片，那就是他们的全部家当。

当犯人到达这里时，门格勒博士发现在等待筛选的人员中，有一个看上去 50 岁左右的驼背男人。他并非一个人单独站着，身边还有一个约为 15 岁、身材高挑的帅气小伙儿。但是，这个小伙子右脚有点畸形，腿上戴着用金属板制作的用来矫正的设备，还穿着一双骨科室的厚底鞋。他们是父子俩。门格勒博士认为自己发现了一个有力的证据——也就是眼前的这对身体残疾的父子，可以证明他所相信的犹太人退化的理论。他立即将他们喊出列。他在笔记本上写了一些东西，之后便命令党卫军将这两个人送到 1 号焚尸场。

已经到了正午时分。那天，1 号焚尸场没有工作。正当我无事可做，百无聊赖地待在房间里时，一个党卫军士兵走进我的房间，让我去大门口。之后，我便看到那对父子在党卫军警卫押解下站在门口。我收到一张纸质通知，上面写着："1号焚尸场解剖室，请从临床角度认真检查此二人，精确测量二人的身体，临床报告中需要包含所有值得关注的细节，特别是和身体畸形相关的内容。"

第二个通知被密封着，是给二级小队长墨斯菲尔德的。虽然我没有看到，但是我也知道那里面说了什么内容。我将它交给一个特遣人员，让他拿给墨斯菲尔德。

一种不祥的预感笼罩着这对父子。在罗兹犹太人区度过的痛苦岁月，令他们一脸病态。他们带着怀疑的眼光望着我。他们跟着我从院子中走过，院子里这个时候光照很好。在前往解剖室的路上，我稍稍安慰了他们几句。万幸的是，这个时候，解剖台上没有尸体躺着，要不然见到那样的画面，他们肯定会很害怕。

为了稳定他们的情绪，我打算不在冰冷的解剖室里检查他们的身体，因为这里满是甲醛味。我打算将他们带到明亮舒适的学习室进行检查。我从谈话中得知这位父亲是一个备受他人尊敬的罗兹服装批发商人。在战争中的和平阶段，在他去维也纳做生意的时候，他经常带着儿子找当地专家进行检查和治疗。

我先将这位父亲仔细检查了一番，没有遗漏任何一处。小时候发育缓慢导致他脊柱弯曲。虽然我对他进行了全面的检查，可并未发现其他疾病的征兆。

我对他说，或许他会被送去劳动营，希望能缓解他的心情。

我在检查他儿子之前，和这个孩子聊了很长时间。他帅气的面孔真的很招人喜欢，看上去十分聪明，但是他的内心已经开始动摇。他害怕得不停发抖，用一种呆呆的语气讲述着五年来在犹太人区的惨痛生活，有时甚至是恐怖的事情。他的母亲身体不太好，难以忍受长期的折磨，渐渐地，心情变得越来越差。她连续好几个星期不怎么吃东西，这样一来，她的丈夫和儿子就多吃一点。她是一个典型的贤惠妻子，一个心善的犹太人母亲，曾经她得到爱人的疼爱，但她在犹太人区只待了一年就被摧残致死了。他们在犹太人区生活时，一个失去了妻子，一个失去了母亲。

他们现在都在 1 号焚尸场。我再次被这种可怕且充满讽刺的情景震惊了。我作为一个犹太人医生，却不得不在他们死前用精准的手法检查他们的身体，然后看着他们死去，解剖他们还留有一丝温度的尸体。对此，我真的震惊了，但是对于这样的情况，我也无能为力，我忽然觉得自己快要疯了。谁身边会存在这样的魔鬼？它令可怜的人惨遭一系列的悲惨事情。这是神的旨意吗？我可不相信这点……

我尽可能地克制自己内心的痛苦，为这个孩子检查身体。我发现他的右脚有先天畸形，缺失了一部分肌肉。

这种畸形在医学术语中被称为脊髓空洞症（hypomyelia）。我能够看出他曾经接受过几次极有经验的专家所做的手术，但现在两条腿仍长短不一。然而，在绷带和骨科短袜的帮助下，他可以行走。除此之外，没有发现其他畸形。

我问他们是否想吃东西。

他们对我说："我们已经有一段时间没吃东西了。"

我给一个特遣人员打了电话，让他拿些食物给这对父子。他拿过来一盘牛肉通心粉，特遣队之外的犯人是见不到这样的食物的。他们狼吞虎咽地吃着，但是他们并不知道眼前这顿饭是他们"最后的晚餐"。

30分钟不到，二级小队长墨斯菲尔德和4个特遣人员就进入了房间。父子俩被他们带入焚尸间，随后被命令脱掉身上的衣物。然后，随着墨斯菲尔德左轮手枪的两声枪响，二人便浑身是血地倒在地上死去了。他是听从门格勒博士的命令做事的。

之后，两具尸体被送到了解剖室，轮到我上场了。我因为刚刚的事情有点不太舒服，就拜托我的两个医生同事帮忙解剖这对父子，而我只是将数据记录下来。解剖之后的结果和我在他们死前检查的结果没有什么太大的区别，这种病极为罕见，但是也容易被利用，第三帝国会将其作为犹太人种退化理论的支持范例。

傍晚时分，待杀掉1万人之后，门格勒博士过来了。他认真地听我陈述有关两名受害者的活体检查和死后解剖报告的内容。

他对我说："这对父子的尸体不能用焚尸炉烧掉，你准备一下，将他们的骨骼送去柏林的人类学博物馆。你知道怎么制作骨骼标本吗？"

我回答道："我知道的方法有两个，一个是将尸体浸泡在氯化钙溶液中，约两个星期，身体里的软组织就会全部溶解。之后，再将其放入汽油，慢慢地脂肪也会全部溶解，这样骨骼会变得干燥，异味会消失，颜色会变白。还有一种方法就是煮尸，只要用水将尸体煮沸即可，这样骨头上的肉就会很容易剥下，再按照同样汽油浴的方式去做。"

门格勒博士选择了最快的处理方法：煮尸。

在集中营，长官们下达命令很随意，但是对于犯人用怎样的方式获取必要的工具，却从来没有明确的指示。我只知道犯人们必须执行命令。那么，在我面前就有一大堆难题：我应该用什么工具来煮尸体呢？我将难题推给了二级小队长墨斯菲尔德。我跟他说需要煮两具尸体，但是却没有任何工具。

他吓了一大跳，随即思考了一分钟，然后就想到了院子里的两只铁桶，之前在仓库常常使用。他将那两只铁桶交给我，还分享了他的建议，在院落里搭好砖块，将铁桶放在砖块上面，在铁桶的下面生火。

我砌好了砖，将两只铁桶放在上面，把那对父子的尸体装在铁桶里。两个特遣人员接到了任务，需要收集木材，点火以后，保证火的旺盛。过了 5 个小时，我检查了一下死尸，他们骨头上的软组织完全可以剥离了。我命令那两个特遣人员将火灭掉，但是不能移动铁桶，直到它自然冷却。

这个时候，我无事可做，看到铁桶不远处的一个凉亭，便坐在里面。周边的环境是那么寂静。有几个犯人正在修理焚尸场的烟囱。不知不觉已经到了傍晚，现在铁桶的温度应该差不多了。当我打算把铁桶里的东西倒出来时，一个特遣人员跑过来对我说："医生，快点儿，波兰人正在吃铁桶中的肉呢！"

我飞快地跑向那里，看到铁桶旁边正站着 4 个穿着无袖条纹囚服的人，他们一脸惊恐，说不出话来。他们就是我刚刚看到的在修理焚尸场烟囱的那几个人。完成工作之后，他们在院子里等待着党卫军将他们带回奥斯维辛1号营房。因为实在是太饿了，他们正打算看看是否有吃的，就在这时，他们便瞄到了铁桶，当时，铁桶旁边恰巧没有人看管。他们原以为那是党卫军在煮的食物，凑到前面闻了一下，随即捞起几块没有皮的肉便开始吃。

但是，他们并没有吃太多，因为两个被安排看守铁桶的特遣人员发现了之后，就飞快地赶到铁桶边。当他们知道自己刚刚吃的是人肉之后，那几个波兰犯人便开始恶心、害怕，瘫倒在地上……

实验室助手在汽油浴结束之后，将全部骨头收集起来，将它们摆放在实验台上。前一天，我在这张实验台上曾经检查过活人。

门格勒博士带着几个同事开心地进来。他们傲慢地观察了骨骼的特定部位，夸张地互相讨论着，说到了一大堆科学术语，似乎这两个受害者身上出现了罕见的病例。他们兴奋地沉浸在自己的伪科学里。

但是，这并非什么罕见的畸形，这样的情况十分常见，任何人种在任何气候条件下都会有几十万人患这种畸形病。就算是一个经验不足的医生也经常会碰到这样的情况。但是，这两个十分正常的病例却被利用进行宣传。纳粹的宣传机构在给巨大的谎言披上科学的外衣时从来不会犹豫。谎言宣传所针对的对象通常仅有一点点鉴别能力，甚至完全不具备，只要是国家所宣传的内容，他们便全盘接受。

骨骼被包在一个用硬纸做成的大袋子中，运往柏林，袋子外面写着"紧急—国防"。这下我放心了，终于不用再看到它们了，这段时间过得实在太痛苦了，无论是在这对父子死前还是死后。

过了将近一个星期，清算罗兹犹太人区犯人的工作将要接近尾声。前段时间，10 月逐渐缩短的白天还能感受到太阳光，而现在冰冷的秋雨淅淅沥沥地下着。集中营的营房被烟雾所笼罩，同样变模糊的还有我的过去及未来。连着下了好几天的雨，那种深入骨髓的寒冷越来越令我痛苦。我走过每个地方，看到每个角落，只能感受到带电的铁丝网时刻提醒着我，全部希望都是虚幻的。

清算完罗兹犹太人区犯人后的第三天，特遣队队长领进来一个妇女和两个孩子，他们全身都湿透了，因为寒冷而颤抖着。当最后一批犯人被送去处死时，他们躲在用来加热焚尸炉的木柴堆后面，成功逃脱了。他们并不知道未来会出现什么事情，躲起来是他们当时大脑能想到的事，之后最后一批犯人消失在视线范围内，没有看到任何人返回。寒冷和害怕令他们感到麻木，他们默默地等待着，盼望着有奇迹的发生。但是，事实上什么也没发生改变。他们整整在那里待了 3 天，一直到被特遣队队长发现，他们已经整整 3 天没进食了，他们身上的衣服只能够做到遮羞，被发现之时他们已经没有知觉了。队长没有办法给予他们帮助，因此将他们带到二级小队长那里。

这个妇女 30 岁左右，但是看上去接近 50 岁，她用仅剩的力气跪倒在墨斯菲尔德面前，乞求他饶恕他们 3 人。两个孩子的年龄是 10 岁和 12 岁。她说她曾经在犹太人区的一家制衣工厂工作了 5 年时间，专门为德国军队制作军装。她十分愿意继续工作，不管什么事情她都愿意做，只要能保证活着。

　　但是，没有用的。奥斯维辛可没有饶恕一说。他们必须死。然而，小队长因集中营的往事有些介怀，便指派了手下杀死他们。

31 最好的结局就是忘掉

还有一件被我们封存在记忆深处的事情，因为如果我们不想精神崩溃，就一定要忘记这件事，将那件事之前和之后的黑暗一并封存……

像平常一样，喝酒能起到很好的作用，这是一种短暂但很有必要的放松方式。当我想到曾经的经历时，我会将那些事情当作一场恐怖的噩梦。我只想忘记所有的事情，什么事都不去想。

现在已经进入了 1944 年的 11 月。雪下得很大，将一切都包裹在一层刺眼的白色外套中，甚至看不到瞭望塔，我们的眼前是一片灰茫茫的天空。风从铁丝网间穿过，发出了一阵猛烈的呼啸声，乌鸦是唯一使天空增添一些灰暗的事物。

我在夜晚到来之前出去走了走。天气状况十分糟糕，但是冷风却令我头脑清醒，似乎安抚了我的疲倦。我在院子里来来回回走了好几趟，慢慢走到楼梯口的位置，从这里走下去就是毒气室。我在那里停顿了片刻，想到那天是万圣节。奥斯维辛透着一股死寂感，黑暗中是一条长长的且看不到尽头的冰冷的水泥台阶。400万无辜的生命曾经过这条冰冷的道路，走向死亡，他们心里明白，即使死，也无法进入一个墓穴受到庇护。我一个人呆呆地站在这条台阶道路的最高处，他们就是从这个位置逐渐走向死亡的，我认为自己应该停下脚步，带着同情，作为他们的亲人和朋友想象一下他们的处境，或许他们正快乐幸福地生活在世界上的某一个地方。

我从那个伤感之地离开，返回自己的房间。我打开门，发现今天房间里和平时有些不太一样，原本照亮房间的大灯泡变成了一支蜡烛在照明。我先是觉得电路出现故障了。但是，随后我便见到曾经担任松博特海伊医学院教授的医生同事坐在桌子旁，他的手臂放在桌子上，头枕在上面，他呆滞的眼神看着眼前的蜡烛火苗，注意力并没有集中在那上面。甚至，他都没有注意我的出现。他的脸在烛光的映衬下显得十分诡异。我轻轻地搭了一下他的肩膀。

我轻声叫他："丹尼斯，你点蜡烛是为了纪念某个人吗？"

他含混地回答了我，我有点摸不着头脑。他含糊不清地讲着他继父和继母的事情，他们已经离世15年了，但是他并没有提起他的妻子和孩子，从一些特遣人员的口中，我得知他们都在这里被杀害了。从他现在的情况来看，他应该是出现了抑郁症和记忆退化的症状。

我把他从椅子上扶起来，带他走出房间，将他放到他自己房间的床上，我站在他身边，低头注视着他。

知识渊博的医生，我可怜的朋友，我敏感又文雅的伙伴，即使被死亡束缚也不愿治疗自己的病，现在你将要离开人世了。你在这么多个月以来亲眼见证了无数的痛苦和恐怖的事情，那是人类难以承受的，任何人见到都会觉得难以置信。或许你现在的情况将是你最好的出路，遗忘那慈善的面纱终于落在你的灵魂之上。现在，你至少不需要为了将要面对的未来而苦恼或担忧。

32　生活在特莱西恩施塔特的犹太人

　　在过了几天安静日子之后，焚尸场再次出现了噪声。巨型通风机的马达又传出了轰隆隆的声音，焚尸炉的温度在不断升高。特莱西恩施塔特犹太人区的犯人马上要来了。

　　自从建立了捷克斯洛伐克共和国（Czechoslovakian Republic）这个国家，特莱西恩施塔特便成了首个有守备军队驻扎的城市。这个城市原本的面貌完全被德国人改变了，他们赶走了当地的人民，建立了犹太人模范区。大约有 6 万名从奥地利、荷兰和捷克斯洛伐克本地驱逐出来的犹太人被关在这个犹太人模范区里。居民的生活会稍微好点儿。他们可以选择自己的工作和收寄信件，还可以获得国际红十字会的帮助。实际上，国际红十字会的队伍固定每隔一段时间便会来到这个城市一次，对人们的生活状况和犯人的治疗情况做好记录。

德国人建立这个犹太人模范区之后，获得了他们想要的东西。有关集中营和焚尸场的"谣言"受到了这些国际红十字会所做出报告的不断冲击。

然而，现在，在第三帝国即将崩塌之际，它完全没有时间和精力去顾及世界舆论，甚至没有精力去做掩饰。清算还被禁锢的那些犹太人才是首要之事。

终于到了处理犹太人模范区特莱西恩施塔特的时间了。当那些犯人来到奥斯维辛时，犹太人区中身体还比较健康的人收到了这样一份通知：

德意志帝国党卫军劳工管理委员会
通　知

今天发布德意志帝国党卫军劳工管理委员会的消息，凡受到德意志帝国保护的犹太人，须服从命令服劳役。接到通知的人员必须在出发以前，准备好冬天的衣物、一个星期的食品和同工作相关的工具，然后将这些东西交给本委员会代表。

出发时间将通过另外的公告告知。

特莱西恩施塔特

签名：＿＿＿＿

"义务劳役"这样的说法完全就是一个谎言，只是为了清算犯人所编造的借口，这样便可以不间断地进行清算，同时获得一些有用的仪器、稀有的工具和德国平民冬天所需要的衣物。毒气室将2万人杀死在里面，他们的尸体又被大火烧成灰烬，他们都是健壮之人，还处于生命力最旺盛之时，消灭他们所有人只用了两天时间！

之后的几天里，焚尸场再次变得安静下来。

两个星期之后，装满犯人的车子来得更多了，在犹太人"卸货坡道"那里"卸货"。女人和儿童从车厢里面爬出来。这次没有筛选流程，所有人都被分到左边一列。

几百张传单散布在脱衣室的地面上，上面写着：

德意志帝国党卫军劳工管理委员会
通　知

本委员会准许得到德意志帝国保护的犹太人×××的妻子和孩子，积极响应义务劳役的号召，加入以上所提及的犹太人中去，认同在其义务劳动期间与之一同生活，并将会提供相应的宿舍。凡是接到通知的人，只要带上冬季衣物、就寝物品和一个星期的食物。

特莱西恩施塔特

签名：_____

　　那些女人们收到这个魔鬼精心策划过的传单，心里只想着和她们的丈夫一同分担，孩子们也想为父亲出一点力。但是，这两万条生命葬送在了毒气室里，又被送入了焚尸炉。

33　再次遭遇清算危机

1944 年 12 月 17 日一大早，我收到一个党卫军军官的秘密通知，说是接到上头的指令，之后在集中营不能用任何手段杀死犯人。当我亲眼看到这么多谎话之后，我完全不能相信他，对此深深地表示怀疑。可他激动地重复了好几次，说是刚从电台收到的通知，党卫军政治部和焚尸场那里也收到消息了，我们不久便能判断真伪。我认为这又是一个谎言。

然而，我在上午时段就能检验其真伪了。装载着 500 个身残体弱的犯人的一列带有 5 节车厢的闷罐车，停靠在 1 号和 2 号焚尸场中间的中转铁道上，车上面的人原本以为自己将被送去"休息营"。他们和党卫军政治部的人相遇了，政治部的工作人员与押送列车的指挥官和党卫军说了很长时间的话。最后，列车在没到达死亡边界前，换了之前前进的方向，转向开往了 F 营的营房医院。

　　自我进入焚尸场以来，这是我首次看到党卫军没有清算到达奥斯维辛"休息营"的队伍。通常，犯人会在到达后的一个小时内，被送入毒气室或者遭到小队长左轮手枪的射杀。而这次不同的是，他们反而受到了良好的医疗照顾，躺在营房医院里。

　　不到一个小时，又来了另一趟车，上面载着500个斯洛伐克犹太人，是由老人、妇女和儿童组成的。当他们下车时，我留意着将会发生什么事。标准的程序是犹太人需要先排队，然后等待着接受筛选。但是，这次我眼前的场景和以前的完全不同。当犹太人犯人下车时，他们疲劳地拖着自己的行李，全部站在通往 D 营的右边一列。母亲推着童车在前面走着，年轻人扶着身边年纪较大的老人。我第一反应就是激动。毫无疑问，在把这些人送上死亡道路之前，焚尸场的大门会一直关闭。

　　这件事对集中营的犯人来说是一个好消息，他们会重新燃起希望。但是，对于特遣人员来说，这并不是一件好事，死亡大门即将打开。我内心确定的是，就算 4 个月的期限之前已经不作数了，该来的清算还是会来的。

　　集中营将开启新的生活，不会再有死亡和暴力，但是必须隐藏那段血腥的历史。焚尸场必须被毁掉，柴堆壕沟也得被填平，曾经见到过这一切恐怖事件的人都必须在这个世上消失。我们很清楚，我们一定会死，我们内心复杂地迎接这种变化，带有丝丝的喜悦，也有一些妥协的意味。

　　在那个疯狂的领导人、第三帝国的纵火犯发布命令之后，上百万人从欧洲各地来到这里。奥斯维辛、比克瑙、马伊达内克（Maydanek）

和特雷布林卡（Treblinka）的杀人狂魔将"卸货坡道"点亮，当犯人们在那里被分成不同的行列之后，在一小时不到的时间就被杀害，活着从这里走出去的人屈指可数。

我内心十分慌乱，到了中午时分，我去找了今天早上对我说"好消息"的党卫军。我想要知道，早上这段时间，他们做了什么决定，是否有和特遣队相关的决定，如果有，会是什么决定呢？幸运的是，他独自一人在房间里，我可以随便和他说话。

他友好地回答了我的问话："当然谈到了特遣队的事，再过几天你们会被送到距离布雷斯劳（Breslau）不远的一个地下军工厂去工作。"

我丝毫不信他的这番话。只是，我知道这次他讲的谎言并非是为了给我一种安全的错觉。他只是不希望我因为得到坏消息而内心受伤，因为，在不久之前我将他从一场大病中救了回来。

34　幸运之神再次眷顾

现在已经下午两点钟了，我刚吃完午饭，在房间的窗边坐下，看着外面的蓝天白云，初雪已经不见了。就在这个时候，宁静被刺耳的喊叫声打破，我听到焚化室的走廊传来了"全体集合"的声音。

我们已经习惯于听到这些命令声了，每天都会听到两次，早晚集合点名各一次。但是，现在突然传来这样的声音，感觉将要有不好的事情发生。

命令再次响起："集合，全体集合！"这次的声音更加蛮横，听上去快要失去耐心了。

我们听到了房间门口传来沉重的脚步声。忽然，一个党卫军冲进门来，再次对我们喊道："集合！集合！"我们迈着沉重的步伐走到焚尸场的院子里，那里已经站了一队全副武装的党卫军，他们将特遣人员围在中间，我们走到特遣人员的队伍中。没有人觉得奇怪，也没人进行反抗。党卫军们举起手里的机枪，耐心地一直等到最后一个人进入队伍之中。我最后一次看了看四周。院子尽头的松树林那里有一条小小的通道，白雪覆盖了树梢。四下是那么的祥和安宁。

过了几分钟，我们听到了"向左走"的命令，便从院子离开了，但是没有沿着原本的道路前进，监管我们的党卫军让我们前往对面的2号焚尸场。我们从2号焚尸场的院子穿过，心想这或许是我们最后一次走这条路了。我们又在他们的命令之下走进焚尸场的焚化室，但是只有我们进去了，党卫军并未进入。他们在焚尸场外围站成一圈，在大门和窗户附近间隔着站立，准备好射击的状态。大门紧闭着，窗户上有粗铁条防护栏，完全没有办法逃脱。2号焚尸场的同伴也在这个房间。过了几分钟，党卫军打开门，4号焚尸场的特遣人员也进来了，现在一共有460人了，我们一起等待着死亡的到来。但是，我们不清楚他们会用怎样的方式杀死我们。我们已经是这方面的专家了，亲眼见证了所有的杀人手段。用毒气杀死我们吗？似乎不太像，特遣人员也不这么认为。用机枪射杀我们吗？好像也不会，在这个房间用机枪杀人不太方便。最有可能的一种方式是将我们和这栋大楼一起炸掉，达到一石二鸟的目的。这是典型的党卫军的计划。他们或许会从窗户那里扔进来一枚磷弹，这个方式之前用过，能起到相同的效果，麦洛（Milo）犹太人区的被驱逐者曾遭到过这样的对待。当时，他们所做的就是将被驱逐者塞进破烂报废的闷罐车里，之后投入一枚磷弹。

特遣人员们在焚尸房的水泥地上坐着，坐在只要能容纳下他们的任何位置，他们内心焦急却安静地等待着之后的行动。

忽然，其中一个特遣人员打破了寂静。他看上去 30 多岁，脸庞消瘦且苍白，一头黑黝黝的头发，厚镜片将两只眼睛放得极大。他站起来，让所有人听到了他讲话的声音。他是"达扬"（Dayen），波兰一个小教会社区的拉比（Rabbi，犹太教神职人员）。他曾经通过自学了解了很多有关世界万物和精神世界的知识，他是特遣队里面的禁欲者。他有自己的宗教信仰，吃得不多，尽管特遣队每天获得许多食物供应，但是他只吃面包、洋葱和人造黄油。他平时的工作是火葬，但是因为他狂热的宗教信仰，我曾经请求小队长帮他调换一个岗位。当时，我和小队长讨论时所借助的理由很简单，这个人在重体力劳动方面起不了太大的作用，因为他自身禁欲的做法，导致身体十分虚弱。我争辩道："此外，他会减慢工作效率，因为他在每具尸体前都会停下且默默祷告，希望救赎那个已逝的生命。他每天需要这样做上千次。"

我就是用了这些理由去说服的，但的确够用了，因为这些理由比较独特，所以小队长把他派去焚烧 2 号焚尸场院落里一直成堆的垃圾。党卫军们将这些垃圾叫作"加拿大"，原本是受害者的物品，但在党卫军他们看来，这些东西已经没有用了，没有利用的价值。里面有不同种类的食品、文凭、勋章、文件、护照、结婚证书、祷告书、圣物和《圣经》，都是受害者们生前随身携带的物品。

这座名为"加拿大"的垃圾堆每天会焚烧数万张照片，照片上不仅有刚结婚的年轻夫妻、已经年迈的老人，还有可爱的小孩和漂亮的姑娘。无数的祷告书也一同被烧毁了，我见到很多祷告书中它们原本的主人用墨水笔认真地记下了家庭生活的重要事情：从出生、结婚到死亡。有时，垃圾堆里也会有鲜花，那是从欧洲各个地方过来的犹太人在他们父母的坟墓那里采集而来的。还有一些零零碎碎的东西，全部堆积起来，就变成了这座一直燃烧着的垃圾山。

"达扬"正是在这个地方工作，更加准确地说，在这里，他不需要工作，他只要盯着大火一直烧着即可。就算这样，他还是不开心，因为他的宗教信仰不允许他参与任何和焚烧祷告书或圣物有关的行动。我对此表示难过，但是也没有其他办法了。想要获得一份更加轻松的工作是没有可能的，毕竟我们都是特遣队这支活死人队伍的一员。

就是这么一个人开始讲话了：

伙伴们……我们受到神秘的指引走向死亡。我们接受到了最残忍的使命，我们走进了自我毁灭，亲眼见证我们民族的毁灭，我们最终将成为一抔骨灰。神从来没有送来雨水，熄灭燃烧着的火焰。

作为以色列的人民，我们必须接受这个命运，这就是事情发展的必由道路。上帝早已决定要让这件事发生。这是为什么？我们这些痛苦的人类，无处寻找答案。

我们已经遭遇了这样的命运。别畏惧死亡。什么是生命的价值？就算奇迹出现了，我们应当继续苟活于世吗？我们是不是理应返回我们的城市和村庄，找回已经变得冰冷且已被洗劫的那个家呢？每一个房间、每一个角落，都还留存着我们失去的那些人的记忆，我们在充满泪水的眼中能看到他们。我们的家人和朋友已经被无情地夺走，曾经的种种经历会令我们寝食不安，形影相吊，无法找到一个和平且安静的地方。

他的眼神中充满了火光，消瘦的脸庞开始变形。或许就像他所讲的那样，他已经做好了死亡的准备。屋子里充满了死亡般的气氛，只有当点烟时发出的火柴擦过的声音才会被打破。偶尔也能听到有人在重重地叹气，感觉是在做最后的告别，和生命和死亡进行告别。

二级小队长斯坦伯格（Steinberg）打开了厚重的大门，他和两个党卫军一起走了进来，他们手里还端着机枪。

他不耐烦地用德语大喊道："医生全部给我出去！"

我和其他两个同事，还有实验室助手一起走出了房间。斯坦伯格和两个党卫军在两座焚尸场中间停下来。小队长递给我一张他一直攥在手上的纸，上面记录着一长串数字，他让我找到自己的编号之后再划掉。那上面还记录着其他所有特遣人员的编号。我取出钢笔，找了一小会儿，找到自己的编号后便将其划掉了。接着，我的同事们也和我一样做了相同的事情。结束之后，我们在他陪同之下返回了1号焚尸场的大门，我们回到了自己的房间，听从他们的命令没有再出去。

翌日早上，我看到焚尸场的院子里驶入一列由5辆卡车组成的车队，慢慢地，尸体从车厢内倾倒出来，这些是上一批的特遣人员，新的30名特遣人员将他们拖入焚化室，放在焚尸炉的前面。他们的身体布满了可怕的烧伤痕迹。他们的衣服和脸已经全部烧烂了，甚至他们的文身编号也烧没了，完全分辨不出他们谁是谁。

在这里，除了用毒气杀人、用木柴将人烧死、注射氯仿、在人的颈后部射入子弹和磷弹杀人的方式，还出现了第六种我从前未曾见过的杀人手段。晚上，我的同胞们被带入附近的一片森林中，之后党卫军用火焰喷射器将他们烧死了。活下来的还有我们4个，这并不是说他们会放过我们，而是因为目前在这里我们是不可或缺的。在允许我们继续存活的这一点上，门格勒博士只是给予了我们另一个缓刑期。我们因为这一点感到很难受。

35 奥斯维辛必将不复存在

就这样，焚尸场历史上的第十三支特遣队就这么消失了。我们现在每一天都陷入了完全的沉默和无聊当中。因为无事可做，我们在冰冷且令人害怕的围墙处徘徊。在寂静的环境里，我的耳朵因自己的脚步声而感到刺痛。我们没有接到什么任务吗？是的，我们没有事情做。到了晚上，我们在床上辗转反侧，难以入睡。只有我们4个人在这栋建筑里。新来的30个人实则并非特遣人员，他们在集中营里住着，每天来这里焚烧那些躺在医院里的尸体。

我们沉默且自我反省着，因为心里难过而整日躺着，等待着死亡的降临。二级小队长墨斯菲尔德似乎变了个人似的，刻意不想和我们见面，这可不是一件好事。或许他认为自己已经完成了任务：随着血腥悲剧的结束和命运的支配，忌讳真相的人很快便会解决他。有一回，他将自己锁在房间里，不停地喝酒，似乎口渴难耐，就这样过了好几天，他想要将过去的记忆埋藏起来，也不想看到黑暗的未来。

　　有一天，门格勒博士出乎意料地来了，他走进我们的房间来看我们，因为我们暂时没有事情做，他猜测我们不会在解剖室里。他对我们说，已经接到上头的通知，奥斯维辛集中营将会被完全毁掉。他指的不是集中营里的人，而是整个机构。他们会毁掉两座焚尸场，第三座焚尸场则暂时用来焚烧医院里已经死去的病人。我们和解剖室将会转移去 4 号焚尸场，那个焚尸场将会继续工作。1 号和 2 号焚尸场将会在近期内毁掉。而 3 号焚尸场早在 10 月暴动事件发生时就被完全摧毁了。

　　这是具有历史性的时刻，也十分值得庆祝。翌日早上，一支犯人特遣队来到院子，分为两组，开始动工拆毁这栋大楼。随着炸药的爆炸，红色的砖头一块块地往下掉落，我心里有一种感觉，第三帝国将要灭亡了。它曾经被犹太人建起，又要毁于犹太人。我从来没有看到任何囚犯如此卖力地工作。他们的脸上浮现出我从未见过的对未来充满希望的神态。

　　我们已经打包了解剖室里所有能打包的物品。而对于解剖台，我们只是拆下了大理石板，用水泥支架来代替。几个小时之后，我们便结束了搬运工作，随后在 4 号焚尸场开启了第一天的生活。我们妥善放好实验仪器，搭好解剖台，将杯子和底座放在原来的位置，做完这些工作之后，解剖室再次做好了继续工作的准备。

　　之后的 10 天，没有什么大事发生。我们还是浑浑噩噩地过着日子。党卫军士兵们整天用酒精来麻痹自己，这样的情况越来越常见了。甚至，他们一天中只有很短的时间是清醒的。

有天晚上，我们当时正吃着晚餐，二级小队长墨斯菲尔德晃晃悠悠地走了进来，满脸醉意地靠着桌子说："年轻人们，晚上好啊，很快你们就要死了，但是也会轮到我们的。"我从这个醉鬼酒后的真言中，确定了自己一直怀疑的事情。看守我们的党卫军将和我们一样走向死亡。

我给小队长递上了一杯加了朗姆酒的热茶，我们刚加满茶水，他就一饮而尽，看上去一脸满足的样子。他在我们的桌边坐着，似乎要打破一直以来的沉默，开始和我们交谈。他对我们说，他的妻子在一次空袭中死去了，儿子现在正在和苏联交战的战场上。

他说："全都结束了，苏联人距离奥斯维辛只剩 40 公里不到了。德国军队全部都在撤退。前线已经没有人了，他们全部逃往了西部。"因为他的这番话，我们心里舒服了很多。当我见到他绝望的神态后，内心升起了一道希望的曙光。我们或许最终可以活着离开这个地方。

36　新犯人

　　我们处于希望和绝望之间，等待着奥斯维辛末日的到来，就这样我们活到了1945年。皑皑白雪覆盖着整个院子。我从焚尸场走出来，在院子里散步。

　　忽然，我的耳边传来突突突的马达声，过了一阵子，视线中出现了一辆巨大的棕色货车。这辆货车被用作装载犯人，因为它的外面涂了暗棕色的油漆，所以集中营里的人称它为"棕色的托尼"。我见到车里走下来一个高高的党卫军官员，我认识他，他是克莱恩博士（Dr. Klein），一个党卫军的少校，他亦是其中一个邪恶的且双手沾满鲜血的集中营军官。我在那里立正，向他标准地敬了个礼。他从10号集中营带来了100个新犯人，那里是营房的监狱。

　　小队长匆忙地跑过来迎接他，他对那个小队长说："新的一年到了，我们有了一些新的工作。"

　　小队长喝得太多，身子有些站不稳。显然，他在全力迎接新的一年的到来。但没有人知道，或许他只是硬撑着面对党卫军们即将到来的死期。从他的神态来看，至少可以明显看出，当他知道自己新年需要执行如此血腥的任务时，他露出了一脸不开心的样子。那些刚被送来的100个波兰犯人都是信仰基督教的。党卫军将他们带入焚化室旁的一个空房间，命令他们立刻将身上的衣物脱光。而小队长和克莱恩博士正在院落里散步。

　　我立刻跑进他们正在脱衣服的房间，询问他们被关在这里的原因。有个人对我说，在克拉科夫（Krakau）的家中，他庇护了自己的一个亲戚。盖世太保指控他帮助游击队员，将他带到军事法庭接受法庭的判决。在他等待审判结果的这段时间，便被送入了10号营房，殊不知，法庭已经将他判处了死刑。这便是他会出现在这里的原因。但是，他以为自己是到这里来洗澡的，然后被分配进入强制劳动营里。

　　还有一个人被关押是因为曾经和一些人一起合谋造成了通货膨胀。这确实是极为严重的错误。可他是如何犯下这样的罪的呢？因为他曾经在黑市购买了一磅黄油。第三个被关押的人曾经擅自闯进了禁区。他们将他看作是游击队的探子。我听到的故事没有太大的差别：只是稍微违反了法律或擦了违法的边却遭到不可原谅且无中生有的控诉。

　　因为特遣队已经没有了，这些人便被党卫军们送到了小队长的左轮手枪那里。

　　"棕色的托尼"强有力的马达声再次响起。100个穿着华丽的女犯人到了，她们在党卫军的带领下进入了同一个房间，就是几分钟之前那些男人脱光衣服的房间。过了一会儿，她们一个个地被送到小队长的枪下。她们也同样是波兰的基督徒，也因为稍稍触犯了法律而丧命。

党卫军进行了焚化工作，他们让我给他们一些橡胶手套，以便工作更方便。

确认完那 200 个犯人已被按时枪决后，克莱恩博士便离开了焚尸场。在他们看来，今天的杀戮并不违背 12 月 17 日禁止实施暴力和杀人的命令。而党卫军只是在执行战时建立的军事法庭的判决。

37 最后的审判

日子就这么一天天地过去。听说，门格勒博士已经从奥斯维辛离开了。集中营来了一个新的医生。另外，从现在开始，这里已经不再叫集中营，而是"劳教所"，也就是说"劳动营"。这里的一切开始纷纷瓦解。

1945 年 1 月 1 日，我刚好看到一张报纸上讲述苏联正在进攻的内容。窗户的玻璃因外面的重炮而发出咯吱咯吱的响声，战争前线的气氛逐渐向这里靠近。1 月 17 日，尽管我并不是很疲惫，但还是很早便躺在了床上。我打算一个人好好想一下。有着舒服暖和的焦炭炉的安抚，没过多久，我便睡了过去。

大概到了半夜时，我突然被一阵强烈的爆炸声惊醒，耳边传来连续的嗒嗒嗒射击的声响，眼前的火光刺得令人无法睁眼。我听见门口有人在敲门，走廊那里有人在跑动。然后，我便从床上跳下，将房门打开。焚化室亮着灯，党卫军房间的门也开着，我亲眼见证了他们迅速地逃离这里。

焚尸场那扇厚重的大门也大开着，我看不到一个党卫军警卫。我迅速地看了一下瞭望塔。这么长时间以来，这是第一次出现没有人值班的情况。我立刻跑去叫醒我的同伴。我们很快穿好衣服，做好准备开启一段奇妙的旅程。这里的党卫军全都已经逃走了。我们不用继续再住在这里了，我们在这里生活了 8 个月，每分每秒都像在等死一般。我们没有时间等待苏联军队的到来，因为如果我们被党卫军的后卫部队抓住，他们肯定会将我们杀死。幸运的是，我们有很多好衣服，一大堆的外套、毛衣和鞋子，室外的温度至少有零下 10 摄氏度。我们每人都带上了一罐两磅重的口粮，口袋里装满了香烟和药品。

我们开始了离开奥斯维辛的征程，内心充满了恢复自由的极度兴奋感。我们看到距离焚尸场两公里的比克瑙集中营那里出现了从地平线升起的巨大火焰，也许有人烧毁了集中营。

我们穿过焚尸间，经过了一个储存着黄金的房间。房间里面还放着装满无数珍宝的箱子，但是我们完全没有想要停下来拿走一部分。当一个人在濒临死亡时，财富就被放到一边了。我们已经明白没有什么是永恒的，世上也没有绝对的价值，除了一条：自由。

我们从正门走了出来，没有人阻拦我们。这突如其来的变化，实在有些令人不敢相信。我们在比克瑙的树林中前进着，树林的根部和顶部覆盖着厚厚的白雪。曾经有上百万人死在这条路上。我们从白雪覆盖着的犹太人"卸货坡道"走过。他们从这里下车之后，进入"筛选"

流程……那样的场景再一次浮现在我的脑海：一直不变的两列队伍，左边一列，右边一列，我难过地看着他们远去。然而，他们认为那就是一贯的流程，最终他们都死了。

比克瑙集中营确实烧起来了。一些党卫军警卫的房间也冒出了火光，房间里面还有集中营的相关记录。在营地大门处，大致有 3000 人在那里等待着离开的指令。我丝毫没有犹豫便加入了他们的队伍。这里谁都不认识我。我已经不是那个手握罪恶秘密的人了，也不是特遣人员，所以不用到必死的地步。我在这里仅仅是一个淹没在人群中的集中营犯人罢了。我认为这个办法是最好的。我的同事们也赞同了这个做法。所有人都从比克瑙逃离了，可我认为他们或许不会带着我们走很久。再过两天左右，我们就会被苏联军队赶上。在苏联军队赶来以前，党卫军会开始逃跑。同时，对我们来说，和别的人一同逃离这个地方不失为一个好办法。

现在已经到了凌晨 1 点左右，营地里已经没有一个党卫军了。最后一个离开的党卫军关上了铁门，将入口处附近的总电源也切断了。比克瑙这个大型欧洲犹太人的坟墓陷入了黑暗之中。我一直凝视着前方营地的铁丝网和在黑暗中矗立着的一座座营房。再见，埋葬着上百万人的坟墓，没有一个墓穴的坟墓！

在一支党卫军队伍的包围下，我们出发了。我们和刚认识的新朋友讲述着刚发生的事情和将会发生的事情，也许明天会出现什么事情。我们会被党卫军送到一个新的监狱吗？还是会像我们所期盼的那样，将我们丢在路途中的某个地方？

　　我们往前行进了大约 5 公里，左侧开始遭到了重火力的攻击。苏联军队发现了我们，将我们误认为军队，所以开火了。他们使用了轻机枪和轻型坦克。党卫军立刻反击，大声地对着我们喊着，命令我们在地上趴着隐蔽起来。我们钻进了道路两边的壕沟。双方激烈地战斗着。过了一阵子，一切变得安静了。我们又开始走在贫瘠且覆盖着大雪的西里西亚土地上。

　　天色逐渐变亮了。我猜测我们在晚上走了大约 15 公里，然而，我们还是处于白茫茫的环境中。一路上，我看到了胡乱丢了一地的水壶、木鞋和毛毯，那是先前从这里走过的女犯人们丢下的。

　　我们又往前走了几公里之后，便见到了更为惨烈的景象：每隔四五十米的距离就会出现一具尸体，他们在路边的壕沟里躺着。这样的场景一直随着我们的行走而出现，尸体遍地都是。他们因为用尽了力气，无法走得太远，当他们和队列脱离了之后，党卫军就会在颈后给他们一枪。

　　因此，我还是没能逃离杀戮和暴力。显而易见，党卫军接到了上头的命令，不能让任何一个犹太人脱离队伍。我想到这里时，心中不免难过。我们受这尸体遍布的场面的刺激，不由得便加快了前进的速度。向前走就意味着有机会活下来。

　　这个时候，我们的队伍中出现了第一声枪响。一对倒霉的兄弟的尸体掉入了旁边的壕沟。他们无法继续前进了，便坐了下来，谁知，两颗子弹就射入了他们的后颈。接下来的 10 分钟之内再没有发生相同的事情。

　　差不多到中午时分，我们到达了普拉绍夫（Plesow），并在那里第一次停下来休息。我们进入了一个体育场，暂时休息了一个小时。带了口粮的人吃了些食品，我们还抽了烟，然后继续沿着大雪覆盖的道路往前走。然而，过去了一个星期，两个星期，我们还是在路上。我们已经连续行走20天了，一直走到了一个火车站。我们已经一共走了200公里，3个星期的时间里，我们基本上没怎么吃过东西。夜幕降临之后，我们就在寒冷的室外就寝。当我们来到拉蒂博尔（Ratibor）时，只剩2000个人了，路上被枪射杀的就有1000个人左右。当我们见到等着我们的闷罐车后，一颗心终于放了下来。

　　我们爬进车里，在里面足足等待了一个晚上，终于再次出发了。又在路上度过了5天时间。我没有细数冻死了多少人，只知道最后活着到达目的地毛特豪森（Mauthausen）集中营的是1500人。但是，其余的500人中，有些人并未死去，他们趁着党卫军不注意悄悄地逃离了队伍，或许成功逃脱了。

38　永别了，奥斯维辛

　　毛特豪森集中营建在山顶上，从那里能俯瞰古老的毛特豪森市。集中营是用花岗岩逐步建造起来的，看上去好像一个设有防御工事的镇子。从这里看，城市里的古塔、堡垒和枪眼，使这个地方看上去好像一座中世纪的城堡。

　　如果石头上覆盖了一层生长了几百年的青苔，抑或因长年的风吹雨打而变得斑驳，这将会变成一幅多么美丽且少见的画面啊。但是，他们在这座建筑的外面刷了和周围景致极不协调的耀眼的白色，在黑暗森林衬托下显得极为突兀。因为这个"城堡"是最近才修建的，它的外墙还未形成属于古老建筑那种独特的朴素之美。第三帝国将其修建为一个集中营。这里关着 4 万名西班牙共和派和法国难民，以及几十万德国犹太人，他们被夺走家园之后来到了这里。为了建造这个集中营，这些受难者在毛特豪森的采石场将石头一一切开，他们沿着 7

公里长的小路将石块运往山顶，之前那里有野山羊出现过，他们怀着悲伤的情绪在原来的家园附近建造出坚固的城墙，而他们自己却住在破烂的木头房子里。他们为了建造这座城堡，付出了难以想象的痛苦代价，但是建成之后，他们没有活着住进去。在建造这座用石头和水泥组成的城堡的过程中，他们如同古埃及的奴隶，一个个都死了。

然而，这个集中营没过多长时间便有人来了。曾经在南斯拉夫（Yugoslav）地下活动中战斗过的几千人，在欧洲各个地方参加反抗运动的人，还有正在逃亡的犹太人都纷纷涌进了这个地方，几天的时间便填满了堡垒中的营房。他们只在这里住了一小段时间便死了。

现在，我们的队伍正在慢慢往上走，山路被大雪覆盖了，极为险峻。在经过艰难的长途跋涉和恶劣的寒冷天气之后，我们的总人数减少了很多。我们快要筋疲力尽了，最后在苍茫的夜色中，我们进入了这个集中营，在操场上排队站立。

我到处寻觅我的医生同事。实验室助手费舍尔已经不见了。自普拉绍夫以后，我就再没有见到过他。那时，他筋疲力尽地在雪地里躺着。从他面目狰狞的神态来看，我估计他快要去世了。他已经55岁了，在集中营里待了5年时间，身体已经大不如前，无法适应长时间的行军和令人难以忍受的寒冷天气，这很正常。科尔纳博士的身体状况还可以，但是高洛克博士的情况极为糟糕。他的精神状态越来越差，在焚尸场时，我一直为保守他精神问题的秘密而烦恼。我拼尽全力不让门格勒博士和墨斯菲尔德知道这件事。墨斯菲尔德这个人也很危险。如果他知道了这件事，高洛克博士就性命不保了。

他在还未离开焚尸场时，就对我说出了他的遗愿。

他说："尼兹利，你有坚强的意志，我相信你肯定会活着从这里离开。但是，我知道马上就要死了。"我很想对此进行反驳，但是他挥动了一下手，阻止了我刚想说的话。他接着说道："我已经确定我的家人都被毒气杀死了。但是，我将我12岁的儿子交给了克塞格（Koszeg）修道院的修道士，拜托他照顾。如果你最后回到了自己的家，就去找他吧，将他当成你的儿子来抚养。我现在的意识还是清醒的，我希望能说出这些话，因为我命不久矣。"

当时，我答应他如果我有幸能活着走出这里，便会满足他的愿望，最后我逃出了，而他却没有。

幸运的是，我们现在已经远离了那个必死之地。当我们的内心充满了自由的希望曙光，当我们将要恢复自由身时，他却这么走了，这是多么悲哀啊。

我们点完名后，穿过一段弯曲的廊道去洗澡。我们在那里和从其他营地新来的一些人相遇了——1万多人竟然能挤在如此狭小的空间里。城堡的墙缝中发出了强风呼啸的声音。阿尔卑斯山脉的起点就是集中营所在的这座山峰，因此这里的冬天十分寒冷。我们每40个人被编成一组进去洗澡。我计算了一下这个速度，如果每个人都进去洗澡的话，大概需要3天的时间。

在这里工作的警卫是从德国犯人中选出来的，他们曾经因为谋杀或盗窃等罪名被关进监狱。毫无疑问，他们是忠于党卫军的。现在他们需要将这些被驱逐者分批送去洗澡。从雅利安犯人开始，但是这里的雅利安犯人人数很多，我估计轮到犹太人洗澡得到 3 天之后。等待洗澡的两天时间至关重要，因为没有洗过澡的犯人无法进入营地，也不能被点到名字，而获取食物的重要条件就是名字需要出现在名单之中。如果一个犯人已经没有力气了，那么两天不吃东西差不多等于死路一条。为什么这么说？因为他的双腿将站立不稳，会合上眼睛睡觉，逐渐陷进积雪之中，再也无法出来。现在，大概有 100 个犯人已经在我四周躺下了。他们并未引起任何人的注意，因为每个人都竭尽全力为自己获取生的机会。我们正为了自己的生命做最后的努力。

我思考了一下自己目前的状况，如果我的生命没有受到其他严重的威胁，那么今天晚上我认为不能在外面度过。今天之内，我一定要进去洗澡。可怜的丹尼斯·高洛克博士散漫地到处晃悠，他没有戴帽子和眼镜，好像睡着了一样。他睁着混浊的双眼，边走边轻轻说着一些莫名其妙的话。我拉着他的手，带他和我一起走，想用一些办法进入浴室。然而，我们还未前进几步，他便悄悄地溜走了，在人群中消失了。我大声地呼唤他的名字，但是丝毫没有用。四周风声大到我甚至听不见自己的声音。

我察觉到了危险的气氛，使劲将人群推开，往通向浴室的台阶挤过去。最后，我终于通过了重重难关，挤到了前面。入口处站着几个手握橡胶棍的党卫军。40 人一组的队伍已经做好了进去的准备，他们全是雅利安人。

我的头脑中闪过一个决定，随即我走出人群，向党卫军的二级小队长那里走去，自信地对他说道：

"你好，二级小队长先生。我是之前在奥斯维辛工作的医生，请让我进去洗澡。"

他仔细地看一看我，或许是因为我穿得较为体面，又或许是因为坚定的态度，又或许是我说话的口气令他印象深刻，无论如何，我最后得到了他的认可。他对入口处的同伴说："让这个医生进去洗澡。"

当这组 40 个人还在楼梯边上等待时，我一个人就先走下了楼梯，我终于安全了！实在太不容易了！是啊，有时，脑袋突然发热所做的决定还是很有用的。

很快，浴室温暖的环境就令我快要冻僵的双腿重新恢复了力量。这么多天一直走在寒冷的室外，如今我终于到了暖和的房间！沐浴这件事本就是一件好事。我们的衣服都脏了，不能再穿了。因为要交出我的外套、西装和暖和的羊毛衫，我很难过，但是值得庆幸的是他们允许我留下了鞋子。拥有一双好鞋子在集中营里可以起到挽救人性命的作用。

我穿回我的鞋子，加入刚洗完澡的这组人中。我们赤身裸体，从通往浴室的道路返回，我们在那里等了 30 分钟，一直等到整个营房都塞满了人。洗了一个暖和的澡之后，再站在寒冷的户外的寒风里——室外的温度可是将近零度啊，基本上可以说是要命了！

最终，等到另外一组 40 人的队伍加入我们之后，这支长队伍便出发了。党卫军士兵命令我们齐步行走，走了 50 米左右，我们就到了 33 号营房——隔离营。

入口处有一个佩戴着刑事犯绿色徽章的犯人，他是我们这个营房的头领。他给每个新来的人分四分之一块面包，在稍远一些的地方，我看到一个犯人工作人员正在面包上抹着动物黄油。他们还给我们每个人倒了半品脱温热的咖啡。

饿了 10 天之后，这些东西看上去如同皇家盛宴一般。我吃完这些东西，望了望周遭，打算找一个地方睡下来，最后我找到一个隐蔽之处，我认为那个地方被人踩到的可能性比较小。我在地板上躺着，因为隔离营里没有床铺。就算是这样，我还是陷入了深睡眠，一直到听到起床号。

我醒来之后首先就想到了那些还在室外的人，如果他们还站着，应该还在冷风中等待着走进浴室。我们在 33 号营房住了 3 天，这几天我们没有做任何事情。他们给我们的食物也并不差，所以我们中一部分人的身体从 3 个星期的逃亡中开始逐渐恢复了。

到了第三天，党卫军引领着一位上将来检查我们的营房，他命令曾经在奥斯维辛工作过的所有人站出来。

我突然内心开始紧张，日耳曼这个民族真是"严谨"啊，他们肯定有一份之前在奥斯维辛工作过的人的名单，上面包括了人员的姓名或者编号。似乎这份名单确实存在。然而……当我想到这里时，我感觉这只是他们使用的计谋，只是尝试着从一大堆人中挑选出或许会将焚尸场肮脏秘密抖搂出来的人。如果这份名单真的存在，他们完全可以直接检查我们身上的文身编号。这里的人都不认识我，我静静地等着，身体里的血液早已涌动了，时间就这么一点一点地过去，营房里一片寂静。然后，他们走了，我再次成功了。我再次和死亡擦身而过！

当天晚上，他们给我们每个人分发了无袖条纹囚服，我们穿上衣服后向毛特豪森火车站走去。我们7000人在那里坐上了闷罐车，之后被运送去多瑙河畔的梅尔克（Melk）集中营。这段路程并不长，只是为了换一下环境，一路上十分舒服，因为车上并不拥挤，我们每个人都能坐下来。过了3个小时，我们就下车了。

梅尔克集中营和毛特豪森集中营相似的是，同样坐落在山顶处，可以俯瞰四周的村落。原本这个地方是监狱，继承了弗赖尔·冯·比拉伯（Freiherr Von Birabo）男爵的名字，这个营房非常大，完全可以容纳1.5万名犯人。乡村美丽的景色令我们很舒服，内心的痛苦也因此减少了一些。

岩石山旁边可以看到巴洛克风格的修道院，下面是蜿蜒曲折流淌的多瑙河，呈现出一幅令人难忘的极美的画面。我们的家乡和多瑙河有着密切深厚的联系，看到它，我们会觉得自己离家不远了。

39　我们重获自由

　　1945 年的春季来得甚早。刚进入 4 月，梅尔克壕沟两旁铁丝网那里的树叶已经变绿了。多瑙河河岸处的积雪已经逐渐融化，绿草开始冒出来，剩下的那些零星的积雪提醒着我们度过的那个寒冷的冬季。

　　我们已经在梅尔克集中营住了 8 个星期，有好也有不好，但是我已经没有多余的精力了，只剩下疲倦和虚弱。我内心抱着能够早日解放的希望，只有这样才能昏睡过去。

　　这里的一切都在瓦解。我们眼看着第三帝国最后慢慢倒下。战败的军队不断退到这个即将沦为废墟的国家内部。多瑙河上的积雪已经融化成了水，那上面，几百艘大小船只装载着被疏散的市民。第三帝国怀揣着的梦想就这样破灭了。人类人种不平等的学说和优等种族统领全人类的美梦都一并破灭了。想要获得自由的欧洲人民不用继续在恐惧中生活了，那些优等人种曾经给人类带来了极大的恐惧，随便挥动手上的笔，便能够轻易地从地图上抹去一个城市。自那之后，欧洲人民无须担心他们的家园被夺走，无须担心自己被夺走一切，无须担心被人用针尖在手臂上文上相应的编号，也无须被人运送到强制劳作营或被警犬监管，不用看到佩戴着骷髅头徽章的党卫军了。

在世界舞台上，第三帝国的杀人犯将要结束他们的表演，全世界的怒火都被他们燃起，现在只能用这把火毁灭自己。曾经在世界各个波段播放了 10 年那句话——"德意志高于一切"，现在，那个声音沙哑的人正哆哆嗦嗦地躲在地洞里。全世界人民联合起来，一起战胜了第三帝国那不妥协的自豪感，他们想要获得自由，却不执着于征服。

1945 年 4 月 7 日，铁丝网上悬挂着的弧光灯已经不再亮起。这个被遗弃的地方笼罩着寂静和黑暗。营地已经不剩一人，大门关得紧紧的。剩下 7000 名犯人被送往更远的地方，先乘船，再和难民们一同前进。过了 7 天 7 夜，我们最后到达了新的地方——艾本塞（Ebensee）集中营。这个地方是第四座集中营，我们走进了张着血盆大口的死亡之门。

所有人到了之后，冗长的点名便开始了。然后，人们被命令去沐浴。接着，我们再次被隔离，被迫住进肮脏的营房，又一次见到手握橡胶棒的警卫，还是躺在坚硬的地板上。

我麻木地经历了这三个早已了然于心的阶段。等待点名时，身体感受到了寒冷的大风，大雨打湿了衣服。我感觉这份苦涩有些难受。我知道我们即将完全解放，然而，这个时候，我们还是生活在混乱的环境中。如果到了最后的时刻，我们或许仍是那个不幸之人。随着囚禁的日子的结束，我们或许会迎来一场血腥的悲惨事件：很有可能，他们会在最后一刻之前杀死我们所有人。

在被关押了 12 个月之后，忽然，我们迎来了最后解放的时刻，这倒是很符合第三帝国的做事风格。

但是，情况并未完全结束。5 月 5 日，艾本塞的瞭望塔升起了一面白旗。一切就这样结束了。他们将手里的武器放下了。早上 9 点钟，阳光极为刺眼，集中营出现了一辆载着三名士兵的美式轻型坦克。

我们终于自由了！

后 记

　　我一身的伤病，心灵也受到了严重的创伤，但终于开始了我漫长的回家之路。一路上极为不愉快，不管走到何处，眼中那些曾经繁华的城镇，如今已经化为一片废墟和一座座立着纯白色十字架的坟墓。

　　我不敢面对真相，担心自己回到曾经被掠夺一空的家中，那里已经没有了父母、妻子、儿女，也没有妹妹，没有任何人用亲情和温暖欢迎我。我在特遣队待了8个月之久，像一个活死人那样存活着，面对焚尸场和尸体焚烧后的画面而恐惧不已，内心被烦恼和悲伤包裹住，一切经历削弱了我分辨善恶的能力。

　　我觉得自己应当花些时间来恢复我原本的体力。然而，我问了自己好几次，我为什么要这么做呢？首先，我被疾病的痛苦所摧残；其次，血淋淋的历史令我内心麻木。我眼看着一个接一个的无辜的人被送进了毒气室，眼看着火葬柴堆尸体被焚烧后不堪入目的场面。但是，我却一直在执行着一个疯狂的医生的指示，解剖了几千具尸体，令那个以错误理论为基础的伪科学在几百万受害者的死亡中获得好处。为了那个疯狂的医生，我切下了年轻健康女性身上的肉，作为细菌培养基中的营养素。我将残疾人和侏儒症患者的尸体浸泡在氯化钙液体中，继而用沸水煮沸，如此一来，精心制成的骨骼标本便能够安全地送往第三帝国的博物馆，给后世展示一个民族的灭亡。就算时间冲淡了这些，我的脑海里还是不断浮现出我曾经的工作经历。我难以将这段记忆从我的大脑里抹去。

我曾经至少两次濒临死亡：其中一次是我在地面上趴着，一支经过特别训练的军队正打算将我立即枪决，但是我成功逃离了。然而，那3000名知晓焚尸场背后故事的朋友就没有我那么幸运了。还有一次是当我行走在被大雪掩埋的田野时，走了几百公里，我被寒冷和饥饿侵袭，体力仅够支撑着我抵达下一个集中营。那段路程对我来说是那么的漫长。

如今，我已经回到了自己的家中，但是已经一无所有。我漫无目的地行走在寂静的房间里。我重新获得了自由，但是始终难以挣脱出那段恐怖的回忆，我的内心被痛苦所充斥，我的理智在一点一滴地消失。对我而言，未来就是一条灰暗的道路。我如同一个幽灵般，飘荡在曾经熟悉的街头巷尾。我错将路上的行人或者偶尔遇到的人认成是曾经的家人时，是我唯一从沮丧和昏沉状态中苏醒的一刻。

在返回家中几个星期之后的某天下午，我觉得有些冷飕飕的，便坐到壁炉的旁边，希望壁炉所散发的温暖能令我身心舒畅。天色已经渐渐暗下来，接近黄昏。我被门铃叫醒，我还未去开门，我的妻子和女儿便猛然进入房间。

她们的身体都还挺好的，她们刚刚从贝尔根－贝尔森（Bergen-Belsen）集中营被释放出来，那个集中营常常被人们认为是最臭名昭著的集中营之一。然而，她们也就只是告诉了我这些事，因为她们无法抑制自己痛苦的情绪，抽泣了好几个钟头。我欣喜地拥抱着她们，她们身心所遭受的痛苦摧残逐渐得到了削减，慢慢地便停止了哭泣。

我们还有很多事情需要去做，有太多故事需要一一讲述出来，有太多的东西需要重建。我明白，我们需要花费无限的耐心和许多的时间及精力才可能恢复至原本那种正常的生活。但现如今，最关键的是，我们的心脏还跳动着，我们一家人再次相聚了。生命重新获得了意义。是的，我现在已经开始工作……但是我可以肯定的是，在我之后的人生中，我一定不会再碰手术刀了。